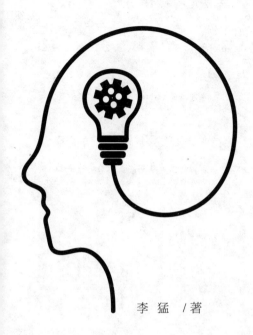

脑力赋能

拿来即用的高效用脑秘籍

李 猛 / 著

中国华侨出版社
北京

良好的脑力是获取成功的基石之一，也是许多人登上事业顶峰不可或缺的重要因素。脑力的强弱，往往是学业、事业成功与否的关键。在历史上，许多杰出人物都有着超凡的脑力。研究表明，人脑潜在的能力是惊人的和超乎想象的，只要掌握了科学的用脑规律和方法，每个人的脑力都可以得以提高。我们的学习能力、工作能力、生活能力也将随之提高，甚至可以改变我们的个人命运。

　　脑力是每个正常人都具有的自然属性与潜在能力，普通人与天才之间并没有不可逾越的鸿沟。脑力与其他能力一样，是可以通过训练激发出来并在实践中不断得到提高发展的。本书既是一把进入超级脑力王国的智能钥匙，又是迅速改善和提高脑力的实用指南，本书对大脑的复杂机制、影响脑力的因素、提高脑力的方法等诸多问题进行了深入探讨，并且介绍多种有利于提高用脑效率的"绝招秘技"，能快速开发你的大脑潜能，让你的学习更轻松，成功更容易。这里有理论，更有大量的研究案例；有历史性的回顾，更有前瞻性的展望；有实用的方法，更有哲人的启示，不仅能帮你打造某一方面的出色能力，让你快速掌握一门外语，记住容易疏忽的细节，克服心不在焉的毛病，更能让你的脑力在各方面都达到杰出水平。每个人的大脑都是一部高性能计算机，具有无限的潜能，充分发掘这些潜能，就可以创造你想要的一切。通过阅读此书，你会发现自己在短时间内就能提升大脑能力，获得圆满成功。期望你能够在阅读中不断挖掘、拥有用之不竭的脑力资本。

低效努力是个人提升的最大障碍。你可以选择在加倍工作中身心俱疲，也可以尝试开发大脑，更加聪明地工作！如何保证脑力的最佳状态？如何提升日常工作效率？如何大幅度增强记忆力？如何集中大脑的注意力？——谁能掌握正确的方法，谁就可以终结低效努力，激活超级大脑，发掘无限潜能！本书丰富的内容、精彩的案例、科学有效的方法以及大量的实用技巧，不仅可以帮助各类学生提高学习效率，而且对于上班族、需要创造力和想象力的专业人士以及随着年龄的增长而有必要重新给大脑充电的人群，都有极大的帮助。随着脑力的提高，你会发现自己的知识结构更加完善，处理问题更加得心应手；你会发现自己的自信心大大提高，在说话时更加有底气，办事时更有效率；你还会发现自己的学习力、判断力、分析力、决策力等都随之得到了增强。

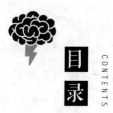

目录
CONTENTS

第三章

打破常规引爆大脑创新力，脑洞大开解决复杂问题

第四章

思维法则升维大脑回路，让所有事情都能正确入手

第五章

思维导图激活大脑潜能，指数级提升自我竞争力

第六章

头脑风暴引发大脑海啸，让脑力在群体中激荡

第七章

时间管理遵循大脑规律，有效使用每一点脑力

■ 脑力赋能 ■
拿来即用的高效用脑秘籍

第八章

正念冥想调整大脑机能，提高脑力灵敏度和活跃度

第一章
成功不仅需要智力，还需要脑力

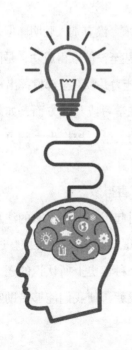

认识你的大脑潜力

你了解自己的大脑吗?

你认为自己大脑潜力都发挥出来了吗?

你常常认为自己很笨吗?

生活中,总有一些人认为自己很笨,没有别人聪明。但是他们不知道,自己之所以没能取得好成绩甚至没能取得成功,是因为只使用了大脑潜力的一小部分,个人的能力并没有全部发挥出来。

现在社会发展速度极快,不论在学习或其他方面,如果我们想表现得更出色,就必须重视我们的大脑,挖掘出大脑更大的潜力。遗憾的是,很少有人重视这一点。

其实,你的大脑比你想象的要厉害得多。

近年来,对大脑的开发和研究引起了很多科学家的注意,他们做了很多有益的探索,也取得了很多新的科研成果。过去10年中,人类对大脑的认识比过去整个科学史上所认识的还要多得多。特别是近代科技所取得的惊人成就,使我们能够借助它们一窥大脑的奥秘。

他们一致认为，世界上最复杂的东西莫过于人的大脑。人类在探索外太空极限的同时，却忽略了宇宙间最大的一片未被开采过的地方——大脑。我们对大脑的研究还远远不够，还有很多未知的领域，而且可以肯定我们对大脑的研究和开发将会极大地推动人类社会的进步。

那么，就让我们先来初步认识一下我们的头脑——这个自然界最精密、最复杂的器官。

人脑由三部分组成：脑干、小脑和大脑。

脑干位于头颅的底部，自脊椎延伸而出。大脑这一部分的功能是人类和较低等动物（蜥蜴、鳄鱼）所共有的，所以脑干又被称为爬虫类脑部。脑干被认为是原始的脑，它的主要功能是传递感觉信息，控制某些基本的活动，如呼吸和心跳。

脑干没有任何思维和感觉功能。它能控制其他原始直觉，如人类的地域感。在有人过度接近自己时，我们会感到愤怒、受威胁或不舒服，这些感觉都是脑干发出的。

小脑负责肌肉的整合，并有控制记忆的功能。随着年龄的增长和身体各部分结构的成熟，小脑会逐渐得到训练而提高其生理功能。对于运动，我们并没有达到完全控制的程度，这就是小脑没有得到锻炼的结果。你可以自己测试一下：在不活动其他手指的情况下，试着弯曲小拇指以接触手掌，这种结果是很难达到的，而灵活的大拇指却能十分轻松地完成这个动作。

大脑是人类记忆、情感与思维的中心，由两个半球组成，表面覆盖着 2.5 ~ 3mm 厚的大脑皮层。如果没有这个大脑皮层，我们只能处于一种植物状态。

大脑可分成左、右两个半球，左半球就是"左脑"，右半球就是"右脑"，尽管左脑和右脑的形状相同，二者的功能却大相径庭。左脑主要负责语言，也就是用语言来处理信息，把我们通过五种感官（视觉、听觉、触觉、味觉和嗅觉）感受到的信息传入大脑中，再转换成语言表达出来。因此，左脑主要起处理语言、逻辑思维和判断的作用，即它具有学习的本领。右脑主要用来处理节奏、旋律、音乐、图像和幻想。它能将接收到的信息以图像方式进行处理，并且在瞬间即可处理完毕。一般大量的信息处理工作（例如心算、速读等）是由右脑完成的。右脑具有创造性活动的本领。例如，我们仅凭熟悉的声音或脚步声，即可判断来人是谁。

有研究证明，我们今天已经获取的有关大脑的全部知识，可能还不到必须掌握的知识的 1%。这表明，大脑中蕴藏着无数待开发的资源。

如果把大脑比喻成一座冰山的话，那么一般人所使用的资源还不到 1%，这只不过是冰山一角；剩下 99% 的资源被白白闲置了，而这正是大脑的巨大潜能之所在。

科学也证明，我们的大脑有 2000 亿个脑细胞，能够容纳 1000 亿个信息单位，为什么我们还常常听一些人抱怨自己学得不好，记得不牢呢？

■ 脑力赋能 ■
拿来即用的高效用脑秘籍

我们的思考速度大约是每小时 480 英里，快过最快的子弹头列车，为什么我们不能思考得更迅速呢？

我们的大脑能够建立 100 万亿个联结，甚至比最尖端的计算机还厉害，为什么我们不能理解得更完整更透彻呢？

而且，我们的大脑平均每 24 小时会产生 4000 种念头，为什么我们每天不能更有创造性地工作和学习呢？

其实，答案很简单。我们只使用了大脑的一部分资源，按照美国最大的研究机构斯坦福研究所的科学家们所说，我们大约只利用了大脑潜能的 10%，其余 90% 的大脑潜能尚未得到开发。

不妨大胆假设一下，假如我们能利用脑力的 20%，也就是把大脑潜能提高一倍的话，那么我们的外在表现力将是多么惊人！

或许我们已经知道，我们的大脑远比以前想象的精妙得多，任何人的所谓"正常"的大脑，其能力和潜力远比以前我们所认识到的要强大得多。

现在，我们找到了问题的原因，那就是我们对自己所拥有的内在潜力一无所知，更不用说如何去充分利用了。

大脑是人体最重要的保护对象

几乎每个人都知道，大脑实在是太重要了。

它是人体最重要的器官，它为我们人类创造了无尽的创意和价值……

大脑对人体是如此重要、如此宝贵，但它也很娇嫩，容易受到伤害：大脑只有1400克左右的重量，80%都是水；它虽然只约占人体总重量的2%，却要使用我们呼吸进来的20%的氧气。

大脑需要的能量很大，却不能储备能量，它每1秒钟要进行10万种不同的化学反应，消耗的氧气和葡萄糖分别占全身供应量的20%和25%，每分钟需要动脉供血800～1200ml，而且脑组织中几乎没有氧和葡萄糖的储备，必须不停地接受心脏搏出的动脉血液来维持正常的功能。

大脑需要通畅的血管，以供给足够的血液。若脑缺血30秒钟则神经元代谢受损，缺血2分钟神经细胞代谢将停止。

尽管每个人都有坚实的颅骨，像一个天然的头盔保护着我们的大脑，大脑仍然容易受到各种外伤。50岁以下的人中，脑外伤是常见的致死和致残原因，脑外伤也是35岁以下男性死亡的第二原因（枪伤为第一原因）。大约一半的严重脑外伤患者不能存活。

即使颅骨没有被穿透，头部遭遇外力打击时大脑也难以避免受到损伤；突然的头部加速运动，与猛击头部一样可引起脑组织损伤；头部快速撞击不能移动的硬物或突然减速运动也是常见的脑外伤原因。受撞击的一侧或相反方向的脑组织与坚硬而凸起的颅骨发生碰撞时极易受到损伤。

大脑每天都在为我们工作，解决各种问题，在日常生活中，我们该如何维护、保养好我们的大脑呢？

首先，我们要认识到保护自己的大脑不受伤害是头等重要的事情，特别要注意使自己的大脑不受外伤是保证你处于最佳状态的一个关键。所以，我们在日常的工作生活中，要特别注意保护大脑，尤其在进行踢足球、滑冰、玩滑板、驾驶等容易伤及大脑的活动中要小心谨慎，使它免受外力的伤害。

比如在运动中尽量避免碰撞到头部，在驾驶汽车时要系安全带，开摩托车时要戴头盔等。头部一旦受伤，要到正规的医疗部门诊治，不能因为没有流血或者自己觉得不严重而掉以轻心。

其次，保护你的大脑不受情感创伤的侵害。情感创伤就像身体创伤一样，能够干扰大脑的正常发育以及给大脑带来负面的改变。比如遭遇地震、火灾、交通事故或者被抢劫、枪击等以后，受害者的情感会受到强烈的刺激，如果不能及时给予心理治疗和适当的药物治疗，人脑的功能就会受到伤害。

最后，保护你的大脑不受有毒物质的侵害。众所周知，酗酒、吸烟、吸毒对大脑有很大的毒害作用，我们一定要远离毒品、尼古丁和酒精。同时我们还要知道有很多药物对大脑也会起到毒害作用。比如某类止痛片、某类减肥药和抗焦虑药物等，所以我们在服药时要特别慎重，尽量减少药物对大脑的伤害。

脑力维护：建立良好的生活方式

良好的生活方式对于保护大脑，维持大脑的正常运转，以及进行创造性思维活动具有重要的意义。

简要说来，良好的生活方式包括起居有时、饮食有节、生活规律、适当运动、保持积极乐观的心态、戒烟限酒等。

与之相反，如果我们的生活无规律——尤其睡眠不足，喜欢吃含有有害物质的垃圾食品和没有营养价值的快餐食品，很少参加户外活动，身体患病不及时医治，吸烟酗酒，甚至赌博吸毒，都会对大脑形成不利的因素，甚至造成损伤。只有保证大脑健康，才能让自己清醒思考，明白做事。生活中，哪些生活方式会影响大脑的健康呢？

日常生活中，人们的用脑习惯和生活因素，对大脑智力和思维有着不利的影响。

具体表现在以下几个方面。

1. 懒用脑

科学证明，合理地使用大脑，能延缓大脑神经系统的衰老，并通过神经系统对机体功能产生调节与控制作用，达到健脑益寿之目的。否则，对大脑和身体的健康不利。

2. 乱用脑

这主要表现在用脑过于焦虑和紧张，或者是不切实际的担忧，对身体和大脑均有损害。

3. 病用脑

人在身体不舒服或生病时，继续用脑，不仅会降低学习和工作效率，同时造成大脑的损害，而且不利于身体的康复。

4. 饿用脑

很多人习惯了早晨不吃早餐，使上午的学习或工作一直处于饥饿状态，自然血糖不能正常供给，继而大脑营养供应不足。长期下去，会对大脑的健康和思维功能造成影响。

5. 睡眠差

睡眠有利于消除大脑疲劳，如果经常睡眠不足，或者睡眠质量不高，对大脑都是一个不良刺激，容易使大脑衰老。

6. 蒙头睡

很多人不知道蒙头睡觉的害处，所以习惯用被子蒙住头睡觉。实际上，被子中藏有大量的二氧化碳，被子中二氧化碳浓度在不断增加，氧的浓度在不断下降，空气变得相对污浊，势必对大脑造成损害。

建立良好的生活方式，不仅能保证大脑的健康，而且能有效地挖掘大脑潜能，顺利进行创造性思维活动。

建立良好的生活方式，在于提高对大脑智能的认识，养成良好的生活习惯，长期坚持下去，方能收到理想的效果。

脑力营养：及时供给正确的"大脑食物"

大脑每天都在为我们工作，它需要不断地补充正确的"大脑食物"，因为大脑中有上千亿个神经细胞在时刻不停地进行着繁重的活动，这些食物是大脑正常运转的保证。

一般来说，供给大脑低能量食物，它就会运行不力；供给高能量的食物，它就能流畅、高效地工作。所以，我们应该知道哪些是大脑所需的"大脑食物"。

1. 葡萄糖

大脑有个特点，就是它不能自己储存糖原。大脑在思考的时候会消耗大脑中的葡萄糖。实验证明，缺乏葡萄糖会影响大脑的思考和记忆能力。

要想大脑正常运转，就需要不断地给它供应糖原。大脑每小时需要消耗 4～5 克糖，每天需要 100～150 克的糖。当血糖下降时，脑的耗氧量下降，轻者会感到疲倦，不能集中精力学习，重者会昏迷。

这种现象容易发生在不吃早餐者身上。

新鲜水果和蔬菜、谷类、豆类含有丰富的葡萄糖。

2. 维生素

维生素是人体生理代谢过程正常进行所不可缺少的有机化合物。人体不能自己合成维生素，人所需要的维生素主要从食物中获取。

各种维生素对脑的发育和脑的机能有不同的作用。维生素C、E 和 B 可以避免大脑功能受损。

维生素 E 非常重要，它可以保护神经细胞膜和脑组织免受破坏大脑自由基的侵袭，是大脑的保护剂。

维生素 A 可以保护大脑神经细胞免受侵害。

维生素 C 被称为脑力泵，对脑神经调节有重要作用，是最高水平的脑力活动所必需的物质，可以提高约 5 个智商指数。

维生素 E 含量丰富的食物有坚果油、种子油、豆油、大麦芽、谷物、坚果、鸡蛋及深色叶类蔬菜。

对于学习者而言，维生素 B_1 对保护良好的记忆，减轻脑部疲劳非常有益，学生及脑力劳动者应注意及时补充。富含维生素 B_1 的食物较多，如面粉、玉米、豆类、西红柿、辣椒、梨、苹果、哈密瓜等。

富含维生素 A 的食物有动物的肝脏、鱼类、海产品、奶油和鸡蛋等动物性食物，富含维生素 C 的食物一般是新鲜的蔬菜、水果，如苹果、鲜枣、橘子、西红柿、土豆、甘薯等。

3. 乙酰胆碱和卵磷脂

有关专家研究指出，大脑记忆力的强弱与大脑中乙酰胆碱含量密切相关。比如一个人在考试前约一个半小时进食富含卵磷脂的食物，可使人的发挥更好。试验也表明，卵磷脂可使人的智力提高 25%。富含卵磷脂的食物有蛋黄、大豆、鱼头、芝麻、蘑菇、山药和黑木耳、谷类、动物肝脏、鳗鱼、赤蝮蛇、眼镜蛇、红花籽油、玉米油、葵花子油等。

在这方面，胆碱含量丰富的食物有大麦芽、花生、鸡蛋、小牛肝、全麦粉、大米、鳟鱼、薄壳山核桃等。

4. 蛋白质

蛋白质是构成大脑的基本物质之一，充分的蛋白质是大脑功能的必需品。

鱼是补充蛋白质的最好、最重要的健脑食品。蛋白质中的酪氨酸和色氨酸也对大脑起着影响作用。在海产品、豆类、禽类、肉类中含有大量酪氨酸，这是主要的大脑刺激物质；而在谷类、面包、乳制品、土豆、面条、香蕉、葵花籽等食物中含有丰富的色氨酸，虽然也是大脑所需要的食物，但往往在一定时间内有直接抑制脑力的作用，食后容易引起困倦感。

5. 矿物质

矿物质是调节大脑生理机能的重要物质，一定的矿物质也是活跃大脑的必要元素。钠、锌、镁、钾、铁、钙、硒、铜可以防止记忆退化和神经系统的衰老，增强系统对自由基的抵抗力。许多水果、蔬菜都含有丰富的矿物质。

比如缺铁就会减少注意力、延迟理解力和推理能力的发展，损害学习和记忆，使学习成绩下降；缺钠会减少大脑信息接收量；锌能增强记忆力和智力，缺锌可使人昏昏欲睡，萎靡不振；缺钾会厌食、恶心、呕吐、嗜睡；钙可以活跃神经介质，提高记忆效率，缺钙会引起神经错乱、失眠、痉挛；缺镁，人体卵磷脂的合成会受到抑制，引起疲惫、记忆力减退。

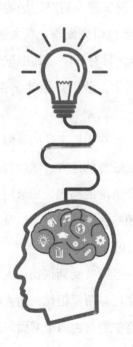

第二章

超级记忆术开启超强大脑，
过目不忘不再是传奇

大脑的不同部位，负责不同的记忆

人的记忆活动虽然都是在大脑当中进行的，但这并不是说大脑内部的所有结构，都和记忆活动有紧密的关系。由于神经心理学的研究和现代脑成像技术的发展，人们对记忆的结构和通路的研究有了长足的发展。人们经过研究发现，在大脑内部，与记忆活动关系密切的部位并不多，只有几个，其中记忆过程中起到最关键作用的部位主要有四个，分别是颞叶、杏仁核、额叶和丘脑。

颞叶是人的听觉中枢所在地，位置在大脑半球的外侧方，从前下方斜向后上方的侧沟下侧，靠近颞骨的地方，颞叶与记忆以及人的某些精神活动有关。例如一个清醒的病人，如果用无害的微弱电流刺激颞叶，病人可能会出现对往事的回忆，以及产生特异的幻觉等情况，比如听到了以往听过的音乐等。

颞叶和记忆的关系最为密切，一旦颞叶受到损伤，人就会失去长时记忆的能力，不论是视觉记忆还是听觉记忆，病人必然会表现出显著的记忆力衰退的情况。这主要是由两个方面的原因造

14

成的。

一方面，颞叶外侧的新皮质层对记忆有重要的影响。研究表明，两侧颞叶新皮质层受损所产生的影响是不同的：如果左侧颞叶被切除，人的言语记忆会产生影响；而如果右侧颞叶被切除，人们对复杂几何图形的记忆、无意义的图形的学习和回忆、面貌以及声音的回忆都会严重受损。

另一方面，因为颞叶的内侧是海马结构，海马在长时记忆中扮演着重要角色，主要就是用来固化长时记忆。一旦海马受到损伤，人就会产生记忆障碍，并且损伤越严重，记忆障碍就越严重。研究表明，左右两侧的海马单方面损伤造成的记忆障碍是不同的，在性质上有明显的差异。左侧海马的损伤会直接损害言语材料、数字以及无意义的音节的记忆；右侧海马的损伤则严重影响非言语材料的记忆、面貌的记忆、空间位置的记忆。

在大脑内部，影响记忆先后顺序的部位是额叶。曾经有人用两个实验证明了额叶在时间先后的记忆上发挥着至关重要的作用。第一个实验是用非语言刺激进行的实验，主要材料是照片、图画等。第一步是呈现出一系列配对的图片，要求被测试者记忆；第二步是出示一些配对的图片，要求被测试者指出这些配对的图片有没有在之前出现过，如果出现过，就必须指出这些图片出现的先后顺序。实验结果表明，在图片的再认和回忆上，右颞叶损伤者出现了轻微的衰退现象，右额叶损伤者则表现正常；在先后次序上，额叶损伤者出现了显著的记忆缺失，特别是右额叶损伤者的记忆缺损状况最为严重。第二个实验是用一系列配对的词语，进行了相似的实验。结果表明：回忆词语是否出现过，颞叶受到损伤的人会出现一些障碍，而额叶损伤者表现则完全正常；但是在先后次序的记忆上，额叶受到损伤的人，特别是左额叶损伤者，出现了十分明显的记忆障碍现象。

研究表明，遗忘症患者会出现脑萎缩的现象，同时，乳头体坏死和丘脑背内侧的某些损伤同样会出现在遗忘症患者身上，因此可以证明，遗忘症的出现和丘脑的损伤有明显的关系，也就是说，丘脑在记忆活动的过程中，也发挥着重要的作用。另外，在回忆过程中，丘脑也起到了重要的作用。在人们认识环境的过程中，特异性丘脑部位能够激活特异性皮层区域，这种情况下，一个人就会把注意力引向即时性感应区域或储存在记忆库中。

杏仁核在记忆过程中，同样起着很重要的作用，它的主要作用是把感觉体验转化为记忆，促进记忆的汇合。杏仁核复合体会沿着记忆系统中的一段通路和丘脑联系，把感觉输入信号汇集起来的神经纤维，送入与情绪有关的丘脑下部，因此它和皮层的所有感觉系统存在着直接的联系。一旦杏仁核被人为切除或受到损害，就会破坏视觉信息和触觉信息的汇聚，使人的辨别能力严重下降，这说明，杏仁核在正常情况下会在联系不同感觉所形成的记忆中，发挥重要作用。

右脑的记忆力是左脑的 100 万倍

关于记忆，也许有不少人误以为"死记硬背"同"记忆"是同一个道理，其实它们有着本质的区别。死记硬背是考试前夜那种临阵磨枪，实际只使用了大脑的左半部，而记忆才是动员右脑积极参与的合理方法。

在提高记忆力方面，最好的一种方法是扩展大脑的记忆容量，即扩展大脑存储信息的空间。有关研究也表明，在大脑容纳信息量和记忆能力方面，右脑是左脑的一百万倍。

首先，右脑是图像的脑，它拥有卓越的形象能力和灵敏的听觉，人脑的大部分记忆，也是以模糊的图像存入右脑中的。

其次，按照大脑的分工，左脑追求记忆和理解，而右脑只要把知识信息大量地、机械地装到脑子里就可以了。右脑具有左脑所没有的快速大量记忆机能和快速自动处理机能，后 种机能使右脑能够超快速地处理所获得的信息。

这是因为，人脑接收信息的方式一般有两种，即语言和图画。经过比较发现，用图画来记忆信息时，远远超过语言。如果记忆同一事物时，能在语言的基础上加上图或画这种手段，信息容量就会比只用语言时要增加很多，而且右脑本来就具有绘画认识能力、图形认识能力和形象思维能力。

如果将记忆内容描绘成图形或者绘画，而不是单纯的语言，就能通过最大限度动员右脑的这些功能，发挥出高于左脑的一百万倍的能量。

另外创造"心灵的图像"对于记忆很重要。

那么，如何才能操作这方面的记忆功能，并运用到日常生活中呢？现在开始描述图像法中一些特殊的规则，来帮助你获得记忆的存盘。

1. 图像要尽量清晰和具体

右脑所拥有的创造图像的力量，可以让我们"想象"出图像以加强记忆的存盘，而图像记忆正是运用了右脑的这一功能。研究已经发现并证实，如果在感官记忆中加入其他联想的元素，可以加强回忆的功能，加速整个记忆系统的运作。

所以，图像联想的第一个规则就是要创造具体而清晰的图像。具体、清晰的图像是什么意思呢？比方我们来想象一个少年，你的"少年图像"是一个模糊的人形，还是有血有肉、呼之欲出的真人呢？如果这个少年图像没有清楚的轮廓，没有足够的细节，那就像将金库密码写在沙滩上，海浪一来就不见踪影了。

下面，让我们来做几个"心灵的图像"的创作练习。

创造"苹果图像"。在创作之前，你先想想苹果的品种，然后想到苹果是红色、绿色或者黄色，再想一下这苹果的味道是偏甜还是偏酸。

创造一幅"百合花图像"。我们不要只满足于想象出一幅百合花的平面图片，而要练习立体地去想象这百合花，是白色还是粉色；是含苞待放还是娇艳盛开。

创造一幅"羊肉图像"。看到这个词你想到了什么样的羊肉呢？是烤全羊的肉，是血淋淋的肉片，还是放在盘子里半生不熟的羊排？

创作一幅"出租车图像"。你想象一下出租车是崭新的德国奔驰、老旧的捷达，还是一阵黑烟（出租车已经开走了）？车牌是什么呢？出租车上有人吗？乘客是学生还是白领？

这些注重细节的图像都能强化记忆库的存盘，大家可以在平时多做这样的练习来加强对记忆的管理。

2. 要学会抽象概念借用法

如果提到光，光应该是什么样的图像呢？这时候我们需要发挥联想的功能，并且借用适当的图像来达成目的。光可以是阳光、月光，也可以是由手电筒、日光灯、灯塔等反射出来的……美味的饮料可以是现榨的新鲜果蔬汁，也可以是香醇可口的卡布奇诺，还可以是酸酸甜甜的优酪乳……法律可以借用警察、法官、监狱、法槌等。

3. 时常做做"白日梦"

当我们的身体和精神在放松的时候，更有利于右脑对图像的创造，因为只有身心放松时，右脑才有能量创造特殊的图像。当我们无聊或空闲的时候，不妨多做做白日梦，当我们在全身放松的状态下时所做的白日梦，都是有图像的，那是我们用想象来创造的很清晰的图像。因此应该相信自己有这个能力，不要给自己设限。

4. 通过感官强化图像

即我们熟知的五种重要的感官——视觉、听觉、触觉、嗅觉、味觉。

另外，夸张或幽默也是我们加强记忆的好方法。如果我们想到猫，可以想到名贵的波斯猫，想到它玩耍的样子。如果再给这只可爱的猫咪加点夸张或幽默的色彩呢？比如，可以把猫想象成日本卡通片中的机器猫，或者把猫想象成黑猫警长，猫会跟人讲话，猫会跳舞等。这些夸张或者幽默的元素都会让记忆变得生动逼真！

总之，图像具有非常强的记忆协助功能，右脑的图像思维能力是惊人的，调动右脑思维的积极性是科学思维的关键所在。

当然，目前发挥右脑记忆功能的最好工具便是思维导图，因为它集合了图像、绘画、语言文字等众多功能于一身，具有不可替代的优势。

被称作天才的爱因斯坦也感慨地说："当我思考问题时，不是用语言进行思考，而是用活动的跳跃的形象进行思考。当这种思考完成之后，我要花很大力气把它们转化成语言。"

国际著名右脑开发专家七田真教授曾说过："左脑记忆是一种'劣质记忆'，不管记住什么很快就忘记了，右脑记忆则让人惊叹，它有'过目不忘'的本事。左脑与右脑的记忆力相比简直就是 1：100 万，可惜的是一般人只会用左脑记忆！"

我们也可以这样认为，很多所谓的天才，往往更善于锻炼自己的左右脑，而不是单独左脑或者右脑；每个人都应有意识地开发右脑形象思维和创新思维能力，提高记忆力。

不想遗忘，就重复记忆

很多学生都会有这样的烦恼，已经记住了的外语单词、语文课文，数理化的定理、公式等，隔了一段时间后，就会遗忘很多。怎么办呢？解决这个问题的主要方法就是要及时复习。德国哲学家狄慈根说，重复是学习之母。

复习是指通过大脑的机械反应使人能够回想起自己一点儿也不感兴趣的、没有产生任何联想的内容。艾宾浩斯的遗忘规律曲线告诉我们：记忆无意义的内容时，一开始的20分钟内，遗忘42%；1天后，遗忘66%；2天后，遗忘73%；6天后，遗忘75%；31天后，遗忘79%。古希腊哲学家亚里士多德曾说："时间是主要的破坏者。"

我们的记忆随着时间的推移逐渐消失，最简单的挽救方法就是重习，或叫作重复。我国著名科学家茅以升在83岁高龄时仍能熟记圆周率小数点以后100位的准确数值，有人问过他，记忆如此之好的秘诀是什么，茅先生只回答了七个字"重复、重复再重复"。可见，天才并不是天赋异禀，正如孟子所说："人皆可以为尧舜。"佛家有云:"一阐提人亦可成佛。"只要勤学苦练,也是可以成为了不起的人的。

虽然重复能有效增进记忆,但重复也应当讲究方法。

一般,要在重复第三遍之前停顿一下,这是因为凡在脑子中停留时间超过 20 秒钟的东西才能从瞬间记忆转化为短时记忆,从而得到巩固并保持较长的时间。当然,这时的信息仍需要通过复习来加强。

那么,每次间隔多久复习一次是最科学的呢?

一般来讲,间隔时间应在不使信息遗忘的范围内尽可能长些。例如,在你学习某一材料后一周内的复习应为 5 次。而这 5 次不要平均地排在 5 天中。信息遗忘率最大的时候是:早期信息在记忆中保持的时间越长,被遗忘的危险就越小。所以在复习时的初期间隔要小一点儿,然后逐渐延长。

我们可以比较一下集合法和间隔法记忆的效果。

如要记住一篇文章的要点,你又应怎样记呢?

你可以先用"集合法"即把它读几遍直至能背下来,记住你所耗费的时间。在完成了用"集合法"记忆之后,我们看看用"间隔法"的情况。这回换成另一段文章的要点:看一遍之后目光从题上移开约 10 秒钟,再看第二遍,并试着回想它。

如果你不能准确地回忆起来,就再将目光移开几秒钟,然后再读第三遍。这样继续着,直至可以无误地回忆起这几个词,然后写出所用时间。

两种记忆方法相比较，第一种的记忆方式虽然比第二种方法快些，但其记忆效果可能并不如第二种方法。许多实验也都显示出间隔记忆要比集合记忆有更多的优点。

心理学家根据阅读的次数，研究了记忆一篇课文的速度：如果连续将一篇课文看 6 遍和每隔 5 分钟看一遍课文，连看 6 遍，两者相比较，后者记住的内容要多得多。

心理学家为了找到能产生最好效果的间隔时间，做过许多实验，已证明理想的阅读间隔时间是 10 分钟至 16 小时不等，根据记忆的内容而定。10 分钟以内，非一遍记忆效果并不太好，超过 16 小时，一部分内容已被忘却。

间隔学习中的停顿时间应能让科学的东西刚好记下。这样，在回忆印象的帮助下你可以在成功记忆的台阶上再向前迈进一步。当你需要通过浏览的方式进行记忆时，如要记一些姓名、数字、单词等，采用间隔记忆的效果就不错。假设你要记住 18 个单词，你就应看一下这些单词。在之后的几分钟里自己也要每隔半分钟左右就默念一次这些单词。

这样，你会发现记这些单词并不太困难。第二天再看一遍，这时你对这些单词可以说就完全记住了。

1. 在复习时你可以采用限时复习训练方法

这种复习方法要求在一定时间内规定自己回忆一定量材料的内容。例如，一分钟内回答出一个历史问题等。这种训练分三个步骤。

第一步，整理好材料内容，尽量归结为几点，使回忆时有序可循。整理后计算回忆大致所需的时间。

第二步，按规定时间以默诵或朗诵的方式回忆。

第三步，用更短的时间，以只在大脑中思维的方式回忆。

2. 在训练时要注意两点

首先开始时不宜把时间卡得太紧，但也不可太松。太紧则多次不能按时完成回忆任务，就会产生畏难的情绪，失去信心；太松则达不到训练的目的。训练的同时还必须迫使自己注意力集中，若注意力分散了将会直接影响反应速度，要不断暗示自己。

其次当训练中出现不能在额定时间内完成任务时，不要紧张，更不要在烦恼的情况下赌气反复练下去，那样会越练越糟。应适当地休息一会儿，想一些美好的事，使自己心情好了再练。

总之，学习要勤于复习，如此，记忆和理解的效果才会更好，遗忘的速度也会变慢。

思维是记忆的向导

思考是一种思维过程，也是一切智力活动的基础，是动脑筋及深刻理解的过程。而积极思考是记忆的前提，深刻理解是记忆的最佳手段。

在识记的时候，思维会帮助所记忆的信息快速地安顿在"记忆仓库"中的相应位置，与原有的知识结构进行有机结合。在回忆的时候，思维又会帮助我们从"记忆仓库"中查找，以尽快地回想起来。思维对记忆的向导作用主要表现在以下几点。

1. 概念与记忆

概念是客观事物的一般属性或本质属性的反映，是人类思维的主要形式，也是思维活动的结果，是用词来标志的。人的词语记忆就是以概念为主的记忆，学习就要掌握科学的概念。概念具有代表性，这样就使人的记忆可以有系统性。如"花"的概念包括了各种花，我们在记忆菊花、茶花、牡丹花等的材料时，就可以归入花的要领中一并记住。从这个角度讲，概念可以使人举一反三，灵活记忆。

2. 理解与记忆

理解属于思维活动的范围。它既是思维活动的过程，是思维活动的方法，又是思维活动的结果。同时，理解还是有效记忆的方法。理解了的事物会扎扎实实地记在大脑里。

3. 思维方法与记忆

思维的方法很多，这些方法都与记忆有关，有些本身就是记忆的方法。思维的逻辑方法有科学抽象、比较与分类、分析与综合、归纳与演绎及数学方法等；思维的非逻辑方法有潜意识、直觉、灵感、想象和形象思维等。多种思维方法的运用使我们容易记住大量的信息并获得系统的知识。

此外，思维的程序也与记忆有关。思维的程序表现为发现问题、试作回答、提出假设和进行验证。

那么，我们该怎样来积极地进行思维活动呢?

4.多思

多思指思维的频率。复杂的事物，思考无法一次完成。古人说:"三思而后行"，我们完全可以针对学习记忆来个"三思而后行，三思而后记"。反复思考，一次比一次想得深，一次比一次有新见解，不止于一次思考，不满足于一时之功，在多次重复思考中参透知识，弄明白道理，事无不记。

5.苦思

苦思是指思维的精神状态。思考，往往是一种艰苦的脑力劳动，要有执着、顽强的精神。《中庸》中说，学习时要慎重地思考，不能因思考得不到结果就停止。这表明古人有非深思透顶达到预期目标不可的意志和决心。据说，黑格尔就有这种苦思冥想的精神。有一次，他为思考一个问题，竟站在雨里一个昼夜。苦思的要求就是不做思想的怠惰者，经常运转自己的思维机器，并能战胜思维过程中所遇到的艰难困苦。

6.精思

精思指思维的质量。思考的时候，只粗略地想一下，或大概地考量一番，是不行的。朱熹很讲究"精思"，他说:"……精思，使其意皆若出于吾之心。"换一种说法，精思就是要融会贯通，使书的道理如同我讲出去的道理一般。思不精怎么办? 朱熹说:"义不精，细思可精。"细思，就是细致周密、全面地思考，克服想不到、想不细、想不深的毛病，以便在思维中多出精品。

7. 巧思

巧思指思维的科学态度。我们提倡的思考，既不是漫无边际的胡思乱想，也不是钻牛角尖，它是以思维科学和思维逻辑作为指南的一种思考。即科学的思考，我们不仅要肯思考，勤于思考，而且要善于思考，在思考时要恰到好处地运用分析与综合、抽象与概括、比较与分类等思维方式，使自己的思考不绕远路，卓越而有成效。

要发展自己的记忆能力，提高自己的记忆速度，就必须相应地去发展思维能力，只有经过积极思考去认识事物，才能快速地记住事物，把知识变成对自己真正有用的东西。掌握知识、巩固知识的过程，也就是积极思考的过程，我们必须努力完善自己的思维能力，这无疑也是在发展自己的记忆力，加快自己的记忆速度。

超右脑照相记忆法

著名的右脑训练专家七田真博士曾对一些理科成绩只有30分左右的小学生进行了右脑记忆训练。所谓训练，就是这样一种游戏：摆上一些图片，让他们用语言将相邻的两张图片联想起来记忆，比如"石头上放着草莓，草莓被鞋踩烂了"，等等。

这次训练的结果是这些只能考30分的小学生都能得100分。

通过这次训练，七田真博士指出，和左脑的语言性记忆不同，右脑中具有另一种被称作"图像记忆"的记忆，这种记忆可以使只看过一次的事物像照片一样印在脑子里。一旦这种右脑记忆得到开发，那些不愿学习的人也可以立刻拥有出色的记忆力，变得"聪明"起来。

同时，这个实验告诉我们，每个人自身都储备着这种照相记忆的能力，你需要做的是如何把它挖掘出来。

现在我们来测试一下你的视觉想象力。你能内视到颜色吗？或许你会说："噢！见鬼了，怎么会这样。"请赶快先闭上你的眼睛，内视一下自己眼前有一幅红色、黑色、白色、黄色、绿色、蓝色然后又是白色的电影银幕。

看到了吗？哪些颜色你觉得容易想象，哪些颜色你又觉得想象起来比较困难呢？还有，在哪些颜色上你需要用较长的时间？

请你再想象一下眼前有一个画家，他拿着一支画笔在一张画布上作画。这种想象能帮助你提高对颜色的记忆，如果你多练习几次就知道了。

当你有时间或想放松一下的时候，请经常重复做这一练习。你会发现一次比一次更容易地想象颜色了。当然你也可以做做白日梦，从尽可能美好的、正面的图像开始，因为根据经验，正面的事物比较容易记在头脑里。

你可以回忆一下在过去的生活中，一幅让你感觉很美好的画面：例如某个度假日、某种美丽的景色、你喜欢的电影中的某个场面等。请你尽可能努力地并且带颜色地内视这个画面，想象把你自己放进去，把这张画面的所有细节都描绘出来。在繁忙的一天中用几分钟闭上你的眼睛，在脑海里呈现一下这样美好的回忆，如此你必定会感到非常放松。

当然，照相记忆的一个基本前提是你需要把资料转化为清晰、生动的图像。

清晰的图像就是要有足够多的细节，每个细节都要清晰。

比如，要在脑中想象"萝卜"的图像，你的"萝卜"是红的还是白的？叶子是什么颜色的？萝卜是沾满了泥还是洗得干干净净的呢？

图像轮廓越清楚，细节越清晰，图像在脑中留下的印象就越深刻，越不容易被遗忘。

再举个例子，比如想象"公共汽车"的图像，就要弄清楚你脑海中的公共汽车是崭新的还是又破又旧的？车有多高、多长？车身上有广告吗？车是静止的还是运动的？车上乘客很多很拥挤，还是人比较少宽宽松松？

生动的图像就是要充分利用各种感官，视觉、听觉、触觉、嗅觉、味觉，给图像赋予这些感官可以感受到的特征。

想象萝卜和公共汽车的图像时都用到了视觉效果。

在这两个例子中也可以用到其他几种感官效果。

在创造公共汽车的图像时，也可以想象：公共汽车的笛声是嘶哑还是清亮？如果是破旧的公共汽车，行驶起来是不是吱呀有声？在创造萝卜的图像时，可以想象：萝卜皮是光滑的还是粗糙的？生萝卜是不是有种细细幽幽的清香？如果咬一口，又会是一种什么味道呢？

有时候我们也可以用夸张、拟人等各种方法来增加图像的生动性。

比如，"毛巾"的图像，可以这样想象：这条毛巾特别长，可以从地上一直挂到天上；或者，这条毛巾有一套自己的本领，就是会自动给人擦脸等。

经过上面的几个小训练之后，你关闭的右脑大门或许已经逐渐开启，但要想修炼成"一眼记住全像"的照相记忆，你还必须要进行下面的训练。

（1）一心二用（5分钟）。"一心二用"训练就是锻炼左右手同时画图。拿出一支铅笔。左手画横线，右手画竖线，要两只手同时画。练习一分钟后，两手交换，左手画竖线，右手画横线。一分钟之后，再交换，反复练习，直到画出来的图形完美为止。这个练习能够强烈刺激右脑。

你画出来的图形还令自己满意吗？刚开始的时候画不好是很正常的，不要灰心，随着练习的次数越来越多，你会画得越来越好。

（2）想象训练（5分钟）。我们都有这样的体会，记忆图像比记忆文字花费时间更少，也更不容易忘记。因此，在我们记忆文字时，也可以将其转化为图像，记忆起来就简单得多，记忆效果也更好了。

　　想象训练就是把目标记忆内容转化为图像，然后在图像与图像间创造动态联系，通过这些联系能很容易地记住目标记忆内容及其顺序。正如本书前面章节所讲，这种联系可以采用夸张、拟人等各种方式，图像细节越具体、清晰越好。但这种想象又不是漫无边际的，必须用一两句话就可以表达，否则就脱离记忆的目的了。

　　如现在有两个水杯、两只蘑菇，请设计一个场景，水杯和蘑菇是场景中的主体，你能想象出这个场景是什么样的吗？越奇特越好。

　　对于照相记忆，很多人不习惯把资料转化成图像，不过，只要能坚持不懈地训练就可以了。

进入右脑思维模式

　　我们的大脑主要由左右脑组成，左脑负责语言逻辑及归纳，而右脑主要负责的是图形图像的处理记忆。所以右脑模式就是以图形图像为主导的思维模式。进入右脑模式以后是什么样子呢？

　　简单来说，就是在不受语言模式干扰的情况下可以更加清晰地感知图像，并忘却时间，而且整个记忆过程会很轻松并且快乐。和宗教或者瑜伽所追求的冥想状态有关，可以更深层次地感受事物的真相，不需要语言就可以立体、多元化、直观地看到事物发生发展的来龙去脉，关键是可以增加图像记忆和在大脑中直接看到构思的图像。

想使用右脑记忆，人们应该怎样做呢？

由于左右侧的活动与发展通常是不平衡的，往往右侧活动多于左侧活动，因此有必要加强左侧活动，以促进右脑功能。

在日常生活中我们尽可能多使用身体的左侧，也是很重要的。身体左侧多活动，右侧大脑就会发达。右侧大脑的功能增强，人的灵感、想象力就会增加。比如在使用小刀和剪子的时候用用左手，拍照时用左眼，打电话时用左耳。

还可以见缝插针锻炼左手。如果每天得在汽车上度过较长时间，可利用它锻炼身体左侧。如用左手指钩住车把手，或手扶把手，让左脚单脚支撑站立。或将钱放在自己的衣服左口袋，上车后以左手取钱买票。有人设计一种方法：在左手食指和中指上套上一根橡皮筋，使之成为8字形，然后用拇指把橡皮筋移套到无名指上，仍使之保持8字形。

以此类推，再将橡皮筋套到小指上，如此反复多次，可有效地刺激右脑。其他，有意地让左手干右手习惯做的事，如写字、拿筷、刷牙、梳头等。

这类方法中具有独特价值而值得提倡的还有手指刺激法。苏联著名教育家苏霍姆林斯基说："儿童的智慧在手指头上。"许多人让儿童从小练弹琴、打字、珠算等，这样双手的协调运动，会把大脑皮层中相应的神经细胞的活力激发起来。

还可以采用环球刺激法。尽量活动手指，促进右脑功能，是这类方法的目的。例如，每捏扁一次健身环需要 10 ~ 15 千克握力，五指捏握时，又能促进对手掌各穴位的刺激、按摩，使脑部供血通畅。

特别是左手捏握，对右脑起激发作用。有人数年坚持"随身带个圈（健身圈），有空就捏转，家中备副球，活动左右手"，确有健脑益智之效。此外，多用左、右手掌转捏核桃，作用也一样。

正如前文所说，使用右脑，全脑的能力随之增加，学习能力也会提高。

你可以尝试着在自己喜欢的书中选出 20 篇感兴趣的文章来，每一篇文章都是能读 2 ~ 5 分钟的，然后下决心开始练习右脑记忆，不间断坚持 3 ~ 5 个月，看看效果如何。

给知识编码，加深记忆

红极一时的电视剧《潜伏》中有这样一段，地下党员余则成为与组织联系，总是按时收听广播中给"勘探队"的信号，然后一边听一边记下各种数字，再破译成一段话。你一定觉得这样的沟通方式很酷，其实我们也可以用这种方式来学习，这就是编码记忆。

编码记忆是指为了更准确而且快速地记忆，我们可以按照事先编好的数字或其他固定的顺序记忆。编码记忆方法是研究者根据诺贝尔奖获得者美国心理学家斯佩里和麦伊尔斯的"人类左右脑机能分担论"，把人的左脑的逻辑思维与右脑的形象思维相结合的记忆方法。

反过来说，经常用编码记忆法练习，也有利于开发右脑的形象思维。其实早在19世纪时，威廉·斯托克就已经系统地总结了编码记忆法，并编写成了《记忆力》一书，于1881年正式出版。编码记忆法的最基本点，就是编码。

所谓"编码记忆"就是把必须记忆的事情与相应数字相联系并进行记忆。

例如，我们可以把房间的事物编号如下：1——房门、2——地板、3——鞋柜、4——花瓶、5——日历、6——橱柜、7——壁橱。如果说"2"，马上回答"地板"。如果说"3"，马上回答"鞋柜"。这样将各部位的数字号码记住，再与其他应该记忆的事项进行联想。

开始先编10个左右的号码。先对脑海里浮现出的房间物品的形象进行编号。以后只要想起编号，就能马上想起房间内的各种事物，这只需要5 ~ 10分钟即可记下来。在反复练习过程中，对编码就能清楚地记忆了。

这样的练习进行得较熟练后，再增加10个左右。如果能做几个编码并进行记忆，就可以灵活应用了。你也可以把自己的身体各部位进行编码，这样对提高记忆力非常有效。

作为编码记忆法的基础，如前所述，就是把房间各部位编上号码，这就是记忆的"挂钩"。

请你把下述实例，用联想法联结起来，记忆这件事：1——飞机、2——书、3——橘子、4——富士山、5——舞蹈、6——果汁、7——棒球、8——悲伤、9——报纸、10——信。

先把这件事按前述编码法联结起来，再用联想的方法记忆。联想举例如下。

（1）房门和飞机：想象入口处被巨型飞机撞击或撞出火星。

（2）地板和书：想象地板上书在脱鞋。

（3）鞋柜和橘子：想象打开鞋柜后，无数橘子飞出来。

（4）花瓶和富士山：想象花瓶上长出富士山。

（5）日历和舞蹈：想象日历在跳舞。

（6）橱柜和果汁：想象装着果汁的大杯子里放的不是冰块，而是木柜。

（7）壁橱和棒球：想象棒球运动员把壁橱当成防护用具。

（8）画框和悲伤：画框掉下来砸了脑袋，最珍贵的画框摔坏了，因此而伤心流泪。

（9）海报和报纸：想象报纸代替海报贴在墙上。

（10）电视机和信：想象大信封上装有荧光屏，信封变成了电视机。

如按上述方法联想记忆，无论采取什么顺序都能马上回忆出来。

这个方法也能这样进行练习，先在纸上写出 1 ~ 20 的号码，让朋友说出各种事物，你写在号码下面，同时用联想法记忆。然后让朋友随意说出任何一个号码，如果回答正确，画一条线勾掉。

据说，美国的记忆力的权威人士、篮球冠军队的名选手杰利·鲁卡斯，能完全记住曼哈顿地区电话簿上的大约3万多家的电话号码。他使用的就是这种"数字编码记忆法"。

第一次世界大战期间代号为H—21的著名女间谍哈莉在法国莫尔根将军书房中的秘密金库里，偷拍到了重要的新型坦克设计图。

当时，这位贪恋女色的将军让哈莉到他家里居住，哈莉早弄清了将军的机密文件放在书房的秘密金库里，往往在莫尔根熟睡以后开始活动。但是非常困难的是那锁用的是拨号盘，必须拨对了号码，金库的门才能打开，她想，将军年纪大了，事情又多，近来特别健忘，也许他会把密码记在笔记本或其他什么地方。哈莉经过多次查找都没有找到。

一天夜晚，她用放有安眠药的酒灌醉了莫尔根，蹑手蹑脚地走进书房，金库的门就嵌在一幅油画后面的墙壁上，拨号盘号码是6位数。她从1到9逐一通过组合来转动拨号盘，都没有成功。眼看快要天亮了，她感到有些绝望。

忽然，墙上的挂钟引起了她的注意，她到书房的时间是深夜2时，而挂钟上的指针指的却是9时35分15秒。这很可能就是拨号盘上的秘密号码，否则挂钟为什么不走呢？但是9时35分15秒应为93515，只有五位数。哈莉再想，如果把它译解为21时35分15秒，岂不是213515。她随即按照这6个数字转动拨号盘，金库的门果然开了。

莫尔根年老健忘，利用编码法记忆这 6 个数字，只要一看到钟上指针的刻度，便能推想出密码，而别人绝不会觉察。可是他的对手是受过专门训练的老手，她以同样的思维识破了机关。这是一个利用编码从事特种工作的故事。

掌握了编码记忆的基本方法后，只要是身边的事物都可以编上号码进行记忆，把记忆内容回忆起来。

用夸张的手法强化印象

开发右脑的方法有很多，荒谬联想记忆法就是其中的一种。我们知道，右脑主要以图像和心像进行思考，荒谬记忆法几乎完全建立在这种工作方式的基础之上，从所要记忆的一个项目尽可能荒谬地联想到其他事物。

古埃及人在《阿德·海莱谬》中有这样一段："我们每天所见到的琐碎的、司空见惯的小事，一般情况下是记不住的。而听到或见到的那些稀奇的、意外的、低级趣味的、丑恶的或惊人的触犯法律的等异乎寻常的事情，却能长期记忆。因此，在我们身边经常听到、见到的事情，平时也不去注意它，然而，在少年时期所发生的一些事却记忆犹新。那些用相同的目光所看到的事物，那些平常的、司空见惯的事很容易从记忆中漏掉，而一反常态、违背常理的事情，却能永远铭记不忘，这是否违背常理呢？"

古埃及人当时并不懂得记忆的规律才有此疑问。其实，在记忆深处对那些荒诞、离奇的事物更为着迷……这就是荒谬记忆法的来源，概括地讲，荒谬联想指的是非自然的联想，在新旧知识之间建立一种牵强附会的联系。这种联系可以是夸张，也可以是谬化。

例如把自己想象成外星人。在这里，夸张，是指把需要记忆的东西进行夸张，或缩小或放大或增加或减少等。谬化，是指想象得越荒谬、越离奇、越可笑，印象越深刻。

荒谬记忆法最直接的帮助是你可以用这种记忆法来记住所学过的英语单词。例如你用这种方法只需要看一遍英语单词，当你一边看这些单词，一边在头脑中进行荒谬的联想时，你会在极短的时间内记住近 20 个单词。

例如，记忆"Legislate"（立法）这个单词时，可先将该词分解成 leg、is、late 三个部分，然后把"Legislate"记成"为腿（Leg）立法，总是（is）太迟（late）"。这样荒谬的联想，以后我们就不容易忘记。关于学习科目的记忆方法，我们在后面章节中会提到。在这一节中，我们从最普通的例子说明荒谬联想记忆应如何操作。

以下是 20 个项目，只要应用荒谬记忆法，你能够在一个短得令人吃惊的时间内按顺序记住它们：

地毯　纸张　瓶子　椅子　窗子　电话　香烟　钉子　鞋子
马车　钢笔　盘子

胡桃壳　打字机　麦克风　留声机　咖啡壶　砖　床　鱼

你要做的第一件事是，在心里想到一张第一个项目的图画"地毯"。你可以把它与你熟悉的事物联系起来。实际上，你要很快就能看到任何一种地毯，还要看到你自己家里的地毯，或者想象你的朋友正在卷起你的地毯。

这些你熟悉的项目本身将作为你已记住的事物，你现在知道或者已经记住的事物是"地毯"这个项目。现在，你要记住的事物是第二个项目"纸张"。你必须将地毯与纸张相联想或相联系，联想必须尽可能地荒谬。如想象你家的地毯是纸做的，想象瓶子也是纸做的。

接下来，在床与鱼之间进行联想或将二者结合起来，你可以"看到"一条巨大的鱼睡在你的床上。

现在是鱼和椅子，一条巨大的鱼正坐在一把椅子上，或者一条大鱼被当作一把椅子用，你在钓鱼时正在钓的是椅子，而不是鱼。

椅子与窗子：看见你自己坐在　块玻璃上，而不是一把椅子上，并感到扎得很痛，或者是你可以看到自己猛力地把椅子扔向关闭着的窗子，在进入下一幅图画之前先看到这幅图画。

窗子与电话：看见你自己在接电话，但是当你将话筒靠近你的耳朵时，你手里拿的不是电话而是一扇窗户；或者是你可以把窗户看成一个大的电话拨号盘，你必须将拨号盘移开才能朝窗外看，你能看见自己将手伸向一扇窗玻璃去拿起话筒。

电话与香烟：你正在抽一部电话，而不是一支香烟，或者是你将一支大的香烟向耳朵凑过去对着它说话，而不是对着电话筒，或者你可以看见你自己拿起电话筒来，一百万根香烟从电话筒里飞出来打在你的脸上。

香烟与钉子：你正在抽一颗钉子，或你正把一支香烟而不是一颗钉子钉进墙里。

钉子与打字机：你在将一颗巨大的钉子钉进一台打字机，或者打字机上的所有键都是钉子。当你打字时，它们把你的手刺得很痛。

打字机与鞋子：看见你自己穿着打字机，而不是穿着鞋子，或是你用你的鞋子在打字，你也许想看看是如何在一只巨大的带键的鞋子上边打字的。

鞋子与麦克风：你穿着麦克风，而不是穿着鞋子，或者你在对着一只巨大的鞋子播音。

麦克风和钢笔：你用一个麦克风，而不是一支钢笔写字，或者你在对一支巨大的钢笔播音和讲话。

钢笔和收音机：你能"看见"一百万支钢笔喷出收音机，或是钢笔正在收音机里表演，或是在大钢笔上有一台收音机，你正在那上面收听节目。

收音机与盘子：把你的收音机看成厨房的盘子，或是看成你正在吃收音机里的东西，而不是盘子里的。或者你在吃盘子里的东西，并且当你在吃的时候，听盘子里的节目。

盘子与胡桃壳："看见"你自己在咬一个胡桃壳，但是它在你的嘴里破裂了，因为那是一个盘子，或者想象用一个巨大的胡桃壳盛饭，而不是用一个盘子。

胡桃壳与马车：你能看见一个大胡桃壳驾驶一辆马车，或者看见你自己正驾驶一个大的胡桃壳，而不是一辆马车。

马车与咖啡壶：一只大的咖啡壶正驾驶一辆小马车，或者你正驾驶一把巨大的咖啡壶，而不是一辆小马车，你可以想象你的马车在炉子上，咖啡在里边过滤。

咖啡壶和砖块：看见你自己从一块砖中，而不是一把咖啡壶中倒出热气腾腾的咖啡，或者看见砖块，而不是咖啡从咖啡壶的壶嘴涌出。

这就对了！如果你的确在心中"看"了这些心视图画，你再按从"地毯"到"砖块"的顺序记20个项目就不会有问题了。当然，要多次解释这点比简简单单照这样做花的时间多得多。在进入下一个项目之前，只能用很短的时间再审视每一幅通过精神联想的画面。

这种记忆法的奇妙是，一旦记住了这些荒谬的画面，项目就会在你的脑海中留下深刻的印象。

造就非凡记忆力

成功学大师拿破仑·希尔说，每个人都有巨大的创造力，关键在于你自己是否知道这一点。

在当今各国，创造力备受重视，被认为是跨世纪人才必备的素质之一。什么是创造力？创造力是个体对已有知识经验加工改造，从而找到解决问题的新途径，以新颖、独特、高效的方式解决问题的能力。人人都有创造力，创造力的强弱制约着、影响着记忆力的强弱，创造力越强，记忆的效率就越高，反之则低。

这是因为要有效记忆就必须要大胆地想象，而生动、夸张的想象需要我们拥有灵活的创造力，如果创造力也得到了很大的锻炼，记忆力自然会随着提升。

创造力有以下 3 个特征。

1. 变通性

思维能随机应变，举一反三，不易受功能固着等心理定式的干扰，因此能产生超常的构想，提出新观念。

2. 流畅性

反应既快又多，能够在较短的时间内表达出较多的观念。

3. 独特性

对事物具有不寻常的独特见解。

我们可以通过以下几种方法激发创造力，从而增强记忆力。

1. 问题激发原则

有些人经常接触大量的信息，但并没有把所接触的信息都存储在大脑里，这是因为他们的头脑里没有预置着要搞清或有待解决的问题。如果头脑里装着问题，大脑就处于非常敏感的状态，一旦接触信息，就会从中把对解决问题可能有用的信息抓住不放，从而加大了有效信息的输入量，这就是问题激发。

2. 使信息活化

信息活化就是指这一信息越能同其他更多的信息进行联结，这一信息的活性就越强。储存在大脑里的信息活性越强，在思考过程中，就越容易将其进行重新联结和组合。促使信息有活性的主要措施有以下三方面。

（1）打破原有信息之间的关联性。

（2）充分挖掘信息可能表现出的各种性质。

（3）尝试着将某一信息同其他信息建立各种联系。

3. 信息触发

人脑是一个非常庞大而复杂的神经网络，每一次的信息存储、调用、加工、联结、组合，都促使这种神经在一定程度上发生了变化。变化的结果使得原来不太畅通的神经通道变得畅通一些，本来没有发生联结的神经细胞突触联结了起来，这样一来，神经网络就变得复杂，神经元之间的联系就更广泛，大脑也就更好使。

同时，当某些神经元受信息的刺激后，它们会以电冲动的形式向四周传递，引起与之相联结的神经元的兴奋和冲动，这种连锁反应，在脑皮质里形成了大面积的活动区域。

可见，"人只有在大量的、高档的信息传递场中，才能使自己的智力获得形成、发展和被开发利用"。经常不断地用各种各样的信息去刺激大脑，促进创造性思维的发展和提高，这就是信息触发原理。

总之，创造力不同于智力，创造力包含了许多智力因素。一个创造力强的人，必须是一个善于打破记忆常规的人，并且是一个有着丰富的想象力、敏锐的观察力、深刻的思考力的人。而所有这些特质，都是提升记忆力所必需的，毋庸置疑，创造力已经成为创造非凡记忆力的本源和根基。

神奇比喻，降低理解难度

比喻记忆法就是运用修辞中的比喻方法，使抽象的事物转化成具体的事物，从而符合右脑的形象记忆能力，达到提高记忆效率的目的。人们写文章、说话时总爱打比方，因为生动贴切的比喻不但能使语言和内容显得新鲜有趣，而且能引发人们的联想和思索，并且容易加深记忆。

比喻与记忆密切相关，那些新颖贴切的比喻容易纳入人们已有的知识结构，使被描述的材料给人留下难以忘怀的印象。其作用主要表现在以下几个方面。

1. 变未知为已知

例如，孟繁兴在《地震与地震考古》中讲到地球内部结构时曾以"鸡蛋"作比："地球内部大致分为地壳、地幔和地核三大部分。整个地球，打个比方，它就像一个鸡蛋，地壳好比是鸡蛋壳，地幔好比是蛋白，地核好比是蛋黄。"这样，把那些尚未了解的知识与已有的知识经验联系起来，人们便容易理解和掌握。

再如沿海地区刮台风，内地绝大多数人只是耳闻，未曾目睹，而读了诗人郭小川的诗歌《战台风》后，便有身临其境之感。"烟雾迷茫，好像十万发炮弹同时炸林园；黑云乱翻，好像十万只乌鸦同时抢麦田""风声凄厉，仿佛一群群狂徒呼天抢地咒人间；雷声呜咽，仿佛一群群恶狼狂嚎猛吼闹青山""大雨哗哗，犹如千百个地主老爷一齐挥皮鞭；雷电闪闪，犹如千百个衙役腿子一齐抖锁链"。

这些比喻，把许多人未能体验过的特有的自然现象活灵活现地表达出来，开阔了人们的眼界，同时也深化了记忆。

2. 变平淡为生动

例如朱自清在《荷塘月色》中写到花儿的美时这么说："层层的叶子中间，零星地点缀着些白花，有袅娜地开着的，有羞涩地打着朵儿的，正如粒粒的明珠，又如碧天里的星星。"

有些事物如果平铺直叙，大家会觉得平淡无味，而恰当地运用比喻，往往会使平淡的事物生动起来，使人们兴奋和激动。

3. 变深奥为浅显

东汉学者王充说："何以为辩，喻深以浅。何以为智，喻难以易。"就是说应该用浅显的话来说明深奥的道理，用易懂的事例来说明难懂的问题。毛泽东同志曾连用了几个生动的比喻，把中国革命高潮快要到来的形势形象生动地勾画出来：

"它是站在海岸遥望海中已经看得见桅杆尖头了的一只航船，它是立于高山之巅远看东方已见光芒四射喷薄欲出的一轮朝日，它是躁动于母腹中的快要成熟了的一个婴儿。"

这些比喻不仅帮助我们理解了那些深奥难懂的道理，同时也给我们留下了深刻的记忆。

运用比喻，还可以帮助我们很快记住枯燥的概念公式。例如，有人讲述生物学中的自由结合规律时，用赛篮球来作比喻加以说明：赛球时，同队队员必须相互分离，不能互跟。这好比同源染色体上的等位基因，在形成 F1 配子时，伴随着同源染色体分开而相互分离，体现了分离规律。赛球时，两队队员之间，可以随机自由跟人。这又好比 F1 配子形成基因类型时，位于非同源染色体上的非等位基因之间，则机会均等地自由组合，即体现了自由组合规律。赛篮球人所共知，把枯燥的公式比作赛篮球，自然就容易记住了。

4. 变抽象为具体

将抽象事物比作具体事物可以加深记忆效果。如地理课上的气旋可以比成水中漩涡。某老师在教聋哑学校学生学计算机时，用比喻来介绍"文件名""目录""路径"等概念，将"文件"和"文件名"形象地比作练习本和在练习本封面上写姓名、科目等；把文字输入称为"做作业"。各年级老师办公室就像是"目录"；如果学校是"根目录"的话，校长要查看作业，先到办公室通知教师，教师到教室通知学生，学生出示相应的作业，这样的顺序就是"路径"。这样的形象比喻，会使学生觉得所学的内容形象、生动，从而增强记忆效果。

又如，唐代诗人贺知章的《咏柳》诗：

> 碧玉妆成一树高，万条垂下绿丝绦。
> 不知细叶谁裁出，二月春风似剪刀。

春风的形象并不鲜明，可是把它比作剪刀就具体形象了。使人马上领悟到柳树碧、柳枝绿、柳叶细，都是春风的功劳。于是，这首诗便记住了。

运用比喻记忆法，实际上是增加了一条类比联想的线索，它能够帮助我们打开记忆的大门。但是，应该注意的是，比喻要形象贴切、浅显易懂，这样才便于记忆。

另类思维创造记忆天才

"零"是什么，是一个很有趣味性的创造性思维开发训练活动。"零"或"0"是尽人皆知的一种最简单的文字符号。这里，除了数字表意功能以外，请你发挥创造性想象力，静心苦想一番，看看"0"到底是什么，你一共能想出多少种，想得越多越好，一般不应少于30种。

为了使你能尽快地进入角色，现作如下提示：有人说这是零，有人说这是脑袋，有人说这是地球，有人说这是宇宙。几何教师说"是圆"，英语老师说"是英文字母O"，化学老师讲"是氧元素符号"，美术老师讲"画的是一个蛋"。幼儿园的小朋友们认为"是面包圈""是铁环""是项链""是孙悟空头上的金箍""是杯子""是叔叔脸上的小麻坑"……

另类思维就是能对事物做出多种多样的解释。

之所以说另类思维创造记忆天才，是因为所谓"天才"的思维方式和普通人的传统思维方式是不同的。一般记忆天才的思维主要有以下几个方面。

1. 思维的多角度

记忆天才往往会发现某个他人没有采取过的新角度。这样培养了他的观察力和想象力，同时也能培养思维能力。通过对事物多角度的观察，在对问题认识的不断深入中，就记住了要记住的内容。

大画家达·芬奇认为，为了获得有关某个问题构成的知识，首先要学会如何从许多不同的角度重新构建这个问题，他觉得，他看待某个问题的第一种角度太偏向于自己看待事物的通常方式，他就会不停地从一个角度转向另一个角度，重新构建这个问题。他对问题的理解和记忆就随着视角的每一次转换而逐渐加深。

2. 善用形象思维

伽利略用图表形象地体现出自己的思想，从而在科学上取得了革命性的突破。天才们一旦具备了某种起码的文字能力，似乎就会在视觉和空间方面形成某种技能，使他们得以通过不同途径灵活地展现知识。当爱因斯坦对一个问题做过全面的思考后，他往往会发现，用尽可能多的方式（包括图表）表达思考对象是必要的。他的思想是非常直观的，他运用直观和空间的方式思考，而不用沿着纯数学和文字的推理方式思考。爱因斯坦认为，文字和数字在他的思维过程中发挥的作用并不重要。

3. 天才设法在事物之间建立联系

如果说天才身上突出体现了一种特殊的思想风格，那就是把不同的对象放在一起进行比较的能力。这种在没有关联的事物之间建立关联的能力使他们能很快记住别人记不住的东西。德国化学家弗里德里·凯库勒梦到一条蛇咬住自己的尾巴，从而联想到苯分子的环状结构。

4. 天才善于比喻

亚里士多德把比喻看作天才的一个标志。他认为，那些能够在两种不同类事物之间发现相似之处并把它们联系起来的人具有特殊的才能。如果相异的东西从某种角度看上去确实是相似的，那么，它们从其他角度看上去可能也是相似的。这种思维能力加快了记忆的速度。

5. 创造性思维

我们的思维方式通常是复制性的，即以过去遇到的相似问题为基础。

相比之下，天才的思维则是创造性的。遇到问题的时候，他们会问："能有多少种方式看待这个问题？""怎么反思这些方法？""有多少种解决问题的方法？"他们常常能对问题提出多种解决方法，而有些方法是非传统的甚至可能是奇特的。

运用创造性思维，你就会找到尽可能多的可供选择的记忆方法。

诺贝尔奖获得者理查德·费因曼在遇到难题的时候总会萌发出新的思考方法。他觉得，自己成为天才的秘密就是不理会过去的思想家们如何思考问题，而是创造出新的思考方法。你如果不理会过去的人如何记忆，而是创造新的记忆方法，那你总有一天也会成为记忆天才。

左右脑并用创造记忆的神奇效果

左右脑分工理论告诉我们，运用左脑，过于理性；运用右脑，又容易流于滥情。从 IQ（学习智能指数）到 EQ（心的智能指数），便是左脑型教育沿革的结果；而将"超个人"这种所谓的超常现象，由心理学的层面转向学术方面的研究，更代表了人们有意再度探索全脑能力的决心。

若能持续地进行右脑训练，进而将左脑与右脑好好地、平衡地加以开发，则记忆就有了双管齐下的可能：由右脑承担形象思维的任务，左脑承担逻辑思维的重任，左右脑协调，以全脑来控制记忆过程，自然会取得出人意料的高效率。

发挥大脑右半球记忆和储存形象材料的功能，使大脑左右两半球在记忆时，都共同发挥作用，使大脑主动去运用本身所独有的"右脑记忆形象材料的效果远远好于左脑记忆抽象材料的效果"这一规律。这样实践的效果，理所当然地会使人的记忆效率事半功倍，实现提升记忆力的目的。

另据生理学家研究发现，除了左右半脑在功能上存在巨大差异外，大脑皮层在机能上也有精细分工，各部位不仅各有专职，并有互补合作、相辅相成的作用。

由于长期以来，人们对智力的片面运用以及不良的用脑习惯的结果，不仅造成了大脑部分功能负担过重，学习和记忆能力下降，而且由此影响了思维的发展。

为了扭转这种局面，就需要运用全脑开动，左右脑并用。

1. 使左右半脑交叉活动

交叉记忆是指记忆过程中，有意识地交叉变换记忆内容，特别是交叉记忆那些侧重于形象思维与侧重于抽象逻辑思维的不同质的学习材料，以使大脑较全面发挥作用。记忆中，还可以利用一些相辅相成的手段使大脑两半球同时开展活动。

2. 进行全脑锻炼

全脑锻炼是指在记忆中，要注意使大脑得到全面锻炼。大脑皮层在机能上有精细的分工，但其功能的发挥和提高还要靠后天的刺激和锻炼。由于大脑皮层上有多种机能中枢，要使这些中枢的机能都发展到较高水平，就应在用脑时注意使大脑得到全面的锻炼。

比如在记忆语言时，由于大脑皮层有 4 个有关语言的中枢——说话中枢、书写中枢、听话中枢和阅读中枢，所以为了使这些中枢的机能都得到锻炼，就应当在记忆时把说、写、听、读这几种方式结合起来，或同时进行这几种方式的记忆。

我们以学习语言为例，说明如何左右脑并用。为了学会一门语言，一方面必须掌握足够的词汇；另一方面，必须能自动地把单词组成句子。词汇和句子都必须机械记忆，如果你的记忆变成推理性的或逻辑性的记忆，你就失去了讲一种外语所必需的流畅，进行阅读时，成了一字字地翻译了。这种翻译式的分析阅读是左脑的功能，结果是越读越慢，理解也就更难，全靠死记住某个外语单词相应的汉语词组是什么来分析。

发挥左右脑功能并用的办法学语言是用语言思维，例如，学英语单词"bed"时，应该在头脑中浮现出"床"的形象来，而不是去记"床"这个字，为什么学习本国语言容易呢？因为你从小学习就是从实物形象入手，说到"暖水瓶"，谁都会立刻想起暖水瓶的形象来，而不是浮现出"暖水瓶"三个字形来，说到动作你就会浮现出相应的动作来，所以学得容易。我们学习外语时，如能让文字变成图画，在你眼前浮现出形象来——这就让右脑起作用了。每个句子给你一个整体的形象，根据这个形象，通过上下文来判别，理解就更透彻了。

教育学、心理学领域的很多研究结果也显示，充分利用左右脑来处理多种信息对学习才是最有效的。

关于左右脑并用，保加利亚的教育家洛扎诺夫创造的被称为"超级记忆法"的记忆方法最具有代表性。这种方法的表现形式中最引人入胜的步骤之一，是在记忆外语的同时，播放与记忆内容毫无关系的动听的音乐。洛扎诺夫解释说，听音乐要用右脑，右脑是管形象思维的，学语言用左脑，左脑是管逻辑思维的。他认为，大脑的两半球并用比只用一半要好得多。

快速提升记忆的 9 大法则

在学习过程中，每一个学习者都会面临记忆的难题，在这里，我们介绍了一个记忆 9 大法则，以便帮助我们更好地提高记忆力，获得学习高分。

1.利用情景进行记忆

人的记忆有很多种，而且在各个年龄段所使用的记忆方法也不一样，具体说来，大人擅长的是"情景记忆"，而青少年则是"机械记忆"。

比如每次在考试复习前，采取临阵磨枪、死记硬背的同学很多。其中有一些同学，在小学或初中时学习成绩非常好，但一进了高中成绩就一落千丈。这并不是由于记忆力下降了，而是随着年龄的增长，擅长的记忆种类发生了变化，依赖死记硬背行不通了。

2. 利用联想进行记忆

联想是大脑的基本思维方式，一旦你知道了这个奥秘，并知道如何使用它，那么你的记忆能力就会得到很大的提高。

我们的大脑中有上千亿个神经细胞，这些神经细胞与其他神经细胞连接在一起，组成了一个非常复杂而精密的神经回路。包含在这个回路内的神经细胞的接触点达到1000万亿个。突触的结合又形成了各种各样的神经回路，记忆就被储存在神经回路中，这些突触经过长期的牢固结合，传递效率将会提高，使人具有很强的记忆力。

3. 运用视觉和听觉进行记忆

每个人都有适合自己的记忆方法。视觉记忆力是指对来自视觉通道的信息的输入、编码、存储和提取，即个体对视觉经验的识记、保持和再现的能力。

视觉记忆力对我们的思维、理解和记忆都有极大的帮助。如果一个人视觉记忆力不佳，就会极大地影响他的学习效果。

相对视觉而言，听觉更加有效。由耳朵将听到的声音传到大脑知觉神经，再传到记忆中枢，这在记忆学领域中叫"延时反馈效应"。比如，只看过歌词就想记下来是非常困难的，但要是配合节奏唱的话，就很快能够记下来，比起视觉的记忆，听觉的记忆更容易留在心中。

4.使用讲解记忆

为了使我们记住的东西更深，我们可以把自己记住的东西讲给身边的人听，这是一种比视觉和听觉更有效的记忆方法。

但同时要注意，如果自己没有清楚地理解，就不能很好地向别人解释，也就很难能深刻地记下来。所以首先理解你要记忆的内容很关键。

5.保证充足的睡眠

我们的大脑很有意思，它必须需要充足的睡眠才能保持更好的记忆力。有关实验证明，比起彻夜用功、废寝忘食，睡眠更能保持记忆。睡眠能保持记忆、防止遗忘，主要原因是在睡眠中，大脑会对刚接收的信息进行归纳、整理、编码、存储，同时睡眠期间进入大脑的外界刺激显著减少，我们应该抓紧睡前的宝贵时间，学习和记忆那些比较重要的材料。不过，既不应睡得太晚，更不能把书本当作催眠曲。

有些学习者在考试前进行突击复习，通宵不眠，更是得不偿失。

6.及时有效地复习

有一句谚语叫"重复乃记忆之母"，只要复习，就会很好地记住需要记住的东西。不过，有些人不论重复多少遍都记不住要记住的东西，这跟记忆的方法有关，只要改变一下方法就会获得另一种效果。

7.避免紧张状态

不少人都会有这种经历，突然要求在很多人面前发表讲话，或者之前已经做了一些准备，但开口讲话时还是会紧张，甚至突然忘记自己要讲解的内容。虽然说适度的紧张会提高记忆力，但是过度紧张的话，记忆就不能很好地发挥作用。

所以，我们在平时应该多训练自己当众演讲，以减少紧张的次数。

8. 利用求知欲记忆

有人认为，随着年龄的增长，我们的记忆力会逐渐减退，其实，这是一种错误的认识。记忆力之所以会减退，与本人对事物的热情减弱，失去了对未知事物的求知欲有很大关系。

对一个善于学习的人来说，记忆时最重要的是要有理解事物背后的道理和规律的兴趣。一个有求知欲的人即便上了年纪，他的记忆力也不会衰退，反而会更加旺盛。

9. 持续不断地进行记忆努力

要想提高自己的记忆力，需要不断地锻炼和练习，进行有意识的记忆。比如可以对身边的事物进行有意识的提问，多问几个"为什么"，从而加深印象，提升记忆能力。

第三章

打破常规引爆大脑创新力，
脑洞大开解决复杂问题

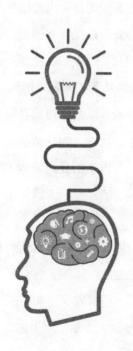

有新意，危机就能变良机

美国钢铁大王安德鲁·卡内基就是这样一位杰出的代表。卡内基是美国一钢铁公司的老板。他一直想有大的发展，兼并一些大的钢铁公司，但一直未能如愿。后来，美国全国性的罢工越来越多，所有的钢铁企业包括卡内基的公司都受到强烈的冲击。对一般人来说，这是个大问题。而聪明的卡内基却感到：机会来了。他积极采取得力措施，使公司尽快从罢工问题中解脱出来。

卡内基积累了处理罢工问题的经验，同时积极储备资金。在此基础上，他密切注意各个竞争对手的状况，抓住机会，将这些处于罢工困境中的公司一家家兼并。卡内基的公司获得了跳跃式的发展，其钢铁产品在全国市场上的占有率从 1 / 7 跃至 1 / 3，成为美国最大的钢铁公司。

卡内基的成功是一个把危机变成转机的经典案例。在中文里，"危机"这个词是由两个字组成的，"危"字的意思是"危险"；"机"字则可以理解为"机遇"。通常，保守胆怯的人只看到"危险"，而看不到"机遇"；那些胆大心细，敢于创新，善于把握机遇的人，就能拨开危险的迷雾抓住机遇，而抓住机遇离成功也就不远了。

商战中像这样事例并不少见，下面让我们看看柯达公司是如何在一场商战中打败富士公司的吧。

日本富士胶片公司在 1984 年的洛杉矶奥运会上，酝酿了一个打败头号竞争对手柯达公司的计划，要从这个最大的胶片制造商手中抢夺市场。作为该计划的一部分，富士投入数百万美元，获得了洛杉矶奥运会胶卷指定产品的资格。

柯达公司由于先期重视不够，并没有投入多大的人力物力。当发觉富士公司正以咄咄逼人的态势杀过来时，木已成舟，为时晚矣。仅此一举，柯达已被排斥在全球最重要的体育盛会之外，从而失去了极大的市场。公司决策者们一筹莫展，后来，在公司一位中层雇员的建议下，柯达找到了国际管理集团，请他们帮忙想一想"粉碎富士进攻"的策略和办法。

这家公司发现富士公司的"独占性"并没有包括洛杉矶奥运会的全阶段，他们只是"独占"了奥运会举办的那两周时间。

所以，这家公司建议柯达公司将其宣传重点放在奥运会举办前那狂热的 6 个月中。

其间，柯达赞助了美国田径队，并聘用了一批有希望获得金牌的运动员为其宣传，还赞助了奥运会举办前的田径选拔赛，整个洛杉矶遍布柯达的出版物、电视片及张贴广告。待奥运会来临，许多运动营销专家甚至没有注意到富士，还以为是柯达赞助了这届奥运会呢！

柯达公司的高明之处就在于，用全新的创意把握住了变化中的机会。他们没有把目光局限于富士公司已经获得了奥运会胶卷指定产品资格这一不利的消息，而是主动出击，将问题的突破口选在了奥运会举办前 6 个月这段时期，从而化被动为主动，一举扭转了局势。柯达公司先发制人，挫败劲敌富士公司的例子为我们如何摆脱不利局面，把危机变成转机，可谓为我们上了生动的一课。

危机之中蕴含着机遇。强者能够在危机中看到转机，变被动为主动。所以，只要有新意，危机就能变良机。

拆掉思维里的墙，解除思维"病灶"迎新生

阿西莫夫是位俄国血统的美国人，一生中撰写了 400 部书，是世界知名的科普作家。他在《智力究竟是什么》的文章中讲述了一个关于自己的故事。

阿西莫夫从小就聪明，年轻时多次参加"智商测试"，得分总在 160 分左右，属于"天赋极高者"，他一直为此而扬扬得意。有一次，他遇到一位汽车修理工，是他的老朋友。修理工对阿西莫夫说："嗨，博士！我出一道思考题，来考考你的智力，看你能不能答出来。"

阿西莫夫点头同意。修理工便开始说思考题："有一位聋哑人，想买几个钉子，他来到五金商店，对售货员做了这样一个手势：左手两个指头立在柜台上，右手握着拳头做出敲击的样子。售货员见状，先给他拿来一把锤子。聋哑人摇摇头，指了指立着的那两根指头。于是售货员就明白了，聋哑人想买的是钉子。聋哑人买好钉子，刚走出商店，接着进来一位盲人。这位盲人想买一把剪刀，请问：盲人将会怎样做？"

阿西莫夫心想，这还不简单吗？便随口答道："盲人肯定会这样——"他伸出食指和中指，做出剪刀的形状。汽车修理工一听，开心地笑起来："哈哈，你这笨蛋，答错了吧！盲人想买剪刀，只需要开口说'我买剪刀'就行了，他没必要做手势呀！"

智商很高的阿西莫夫，这时不得不承认自己确实是个"笨蛋"。而那位汽车修理工人却得理不饶人，用教训的口吻说："在考问你之前，我就料定你肯定要答错，因为，你所受的教育太多了，不可能很聪明。"

阿西莫夫受到了前面那个聋哑人买钉子打手势的影响，所以才会在回答盲人买剪刀的问题时伸出食指和中指，做出剪刀的形状。这就是思维的惯性。思维惯性指的是对某一特定活动的准备状态。它令我们在从事某种活动时能够相当熟练，甚至达到自动化，让我们的大脑不知不觉地沿着既定的方向思考，使我们只用常规方法去解决问题，而不求通过其他途径寻求突破。

每个人都是一个灵性的存在，但并不是每个人的灵性都能得到最大的发挥，因为惯性思维是灵性最大的敌人。我们的身体里如果长了一颗惯性的"肿瘤"，你的创意血脉就会被阻塞，世界的新奇将无法进入我们的大脑，你的思维将因缺乏新鲜空气而僵化，最终天才也将归于平庸。

惯性是人生创意的最大敌人，战胜它的最好方式是直面它。因此，想打破自己的思维惯性，我们须解剖自己，审视自己的头脑，看看是哪种思维惯性造成了思维梗阻。

给自己空出一周或一个月左右的时间为自己的思维方式制张表。首先，问自己两个问题：一是到现在为止，我的人生都遇到了哪些挫折？二是遇到挫折时，我的感觉是什么？当你将所有的事件与感觉写下来后，将这些事件分类，哪些是因背叛而受到的挫折，哪些是因情感受到的挫折，哪些是因误解受到的挫折，等等。分类完毕，我们需要回过头思考，在面对同类的问题时，我们都在运用哪些模式应对。这些模式便是我们思维的固定形式，是思维的病灶。接下来的事情是，要让自己走出所经历的事情，用一种旁观者的心态来面对那些问题，再问问自己：在事件发生的当时，是否有另一种方式来解决？那样的话结果会不会更好或更糟？这件事情有没有对你的人生观产生影响？是怎样的影响？将这些问题的答案记录下来并不断反思，从中得到的发现将会成为铲除思维障碍的利器。

疏通了我们的思维，创意机制自然运行良好。

在一个家电公司的会议上，高层决策者正在为自己新推出的

■ 脑力赋能 ■
拿来即用的高效用脑秘籍

加湿器制定宣传方案。

在现有的家电市场上，加湿器的品牌已经多如牛毛，而且每一个都费足了心思来推销自己的产品。怎样才能在如此激烈的竞争中，将自己的加湿器成功地打入市场呢？所有的高层决策者都为此一筹莫展。

这时，一个刚进入决策层的总经理说道："我们一定要局限在家电市场吗？"所有的人都愣住了，静听他的下文："有一次，我在家里看见妻子做美容用喷雾器，于是就想，我们的加湿器为什么不可以定位在美容产品上呢？"

他还没有说完，总裁就一跃而起，说道："好主意！我们的加湿器就这样来推。"

于是，在他们新推出的加湿器广告理念中，加湿器就定位为冬季最好的保湿美容用品。他们的口号是——加湿器：给皮肤喝点水。

新的加湿器一上市，就成功抢占了市场。

这就是打破思维惯性带来的好处。谁说加湿气就一定是给空气加湿的家电产品呢？换一种思维，变一个角度，新的天空便铺展在眼前。

惯性是思维的杀手，一成不变的思考方式将令你的生命毫无妙趣可言。要克服思维惯性，就必须先找出思维的病灶，拿出勇气向自己开刀，让创意的障碍彻底暴露于你的反思中，我们才能——治愈思维沉疴。

世界著名科学家贝尔纳曾说："妨碍人们创新的最大障碍，并不是未知的东西，而是已知的东西。"思维定式顽固地盘踞在人们的头脑中，使人们永远只能在自己成长的那个窠臼中循环往复。而事实上，当你努力挣脱那个心中的窠臼时，就能看到一些自己从未看到过的东西，认识一个自己连想都没有想到过的世界。

用"新"寻求突破，让特殊化成为招牌

前些年，动画片《喜羊羊与灰太狼》在很多电视台播出，每到播放的时间段，成千上万的儿童端坐在电视机前津津有味地观看这部动画片。这部动画片已经成为儿童们最喜爱的动画片。大街小巷里，随处可见儿童用品，诸如衣服、鞋子、文具、玩具等物品上有喜羊羊的图像。甚至，就连年轻人也很喜欢这部动画片，并把动画片里的故事情节延伸到了生活中，"嫁人要嫁灰太狼，做人要做懒羊羊"就成了 2009 年人尽皆知的经典网络流行语。据一些业内的人士保守估计，这部动画片仅衍生产品的价值就超过 10 亿元以上，被人称为中国有史以来最赚钱的动画片。那么，这部动画片为什么能够获得如此巨大的成功呢？它的创作团队就走了不同寻常的创作之路。成功打造这部动画片的是广东原创动力文化传播有限公司，公司的总经理卢永强被人称为"喜羊羊之父"。他带领他的团队走了一条超越他人的特殊路径。

一直以来，国外的动画片在中国市场上都有很高的占有率。很多小孩子都是伴随着国外的经典动画片成长起来的，诸如《奥特曼》《聪明的一休》《机器猫》《蓝精灵》等作品。卢永强一直在考虑如何能够做出中国原创的动漫。他很执着于自己的梦想，毅然放弃了收入颇丰的编剧等工作，带领他的团队搞创作。当然，做出新意的创作之路是非常艰辛的。他们在经过反复的论证、实验过后，认为颠覆传统动画片就要改变以前动画片的不足，诸如说教的色彩浓厚、缺乏生活气息、不够幽默、缺少生气等，而是要塑造快乐的生活化动画形象。

经过艰苦的创作历程，《喜羊羊与灰太狼》颠覆了以往中国动漫低幼、简单的诸多特点，获得了巨大的成功。

试想，如果卢永强一直沿袭以前动漫的老路，没有跳出传统的窠臼，那么就不会有这部动漫的诞生。一味地复制、模仿他人走过的道路，就注定不能开辟出属于自己的道路。只要能够找到自己不同于他人的特殊化所在，其实就距离成功不远了。

在我们中国人传统的做事方式中，人们推崇墨守成规的做法。如果打破常规就会招致人们的不满、反对，俗话说的"枪打出头鸟"就是警告人们不要挑战常规。然而，在当前急剧变迁的时代，很多新兴行业也应运而生，很多事情是没有先例可循的。在现代社会，人们推崇不断创新、推陈出新的理念，要走出特殊化的道路才能为自己开辟一片天地。如果一味地用常规的思维来做事，很难让自己脱颖而出。

在市场竞争如此激烈的年代，雷同化、单一化的产品已经泛滥成灾，沿袭常规的模式就是死路一条。面对着摆在自己面前的难题，要解决它，就要采取特殊化的方式来处理。特殊化也就意味着你必须要打破常规，独辟蹊径，采取新思维、新思路，用自己独特的思维方式来解决问题，当然特殊化并不是凭空而来的，天上不会无缘无故地掉下馅饼。当然，不可否认，在当今的社会，特殊化是对自己提出了更高的要求。因为，很多做法可能是很多人都尝试过了，留给自己的创意空间其实并不是很多。这意味着必须具备更深厚的积淀、更高明的智慧才能够迎刃而解。要找准突破口，准确分析自己所面临的情况，不断实验、不断失败，才能最终取得成功。

所以，只要你在工作中，善于发现、善于观察，善于创新，就会给自己留下发展前景。用"新"去寻求突破，就能形成自己特殊化的招牌，让自己在竞争中处于有利地位。

用无限创意打破生存的困境

意大利电影《美丽人生》讲述了"二战"前拥有犹太血统的圭多开了一家书店，他有个乖巧可爱的儿子乔舒亚。父子俩平时总会玩些有趣的游戏，日子过得十分美满。"二战"爆发，纳粹分子抓走了他们，并将他们关进了犹太人集中营。圭多不愿意让儿子乔舒亚幼小的心灵在惨绝人寰的集中营里受到伤害，于是他对儿子说，这是在玩一场游戏，在游戏中能够获得1000分的人可以得到一辆真正的坦克。天真好奇的儿子相信了圭多的话。圭多一边干着脏苦的工作，一边以游戏的方式保护着儿子的童心。

圭多把希望带给了绝望中的人们，在充满鲜血和死亡的集中营里为人们找到了人生的美丽，让人们在痛苦中感受生的希望，让人们梦想不死。这就是创意的力量。就好像电影《天使爱美丽》中的艾米莉，她用各种奇思妙想，让自己在孤独寻爱的旅程中创造无穷的惊喜。生活虽无聊，但世界如此有趣，换个角度便能突破灰暗的困境，让我们忘记脚下的泥泞而只看到满天繁星。

当我们遇到自己不想做但又确实非做不可的事情时，不如用创意引爆一个好玩的点，自得其乐；当我们遇到忧伤，不如用创意为生活打造一个游乐场，困境因此转换出了一条出路。创意是一种绝处逢生的生活智慧。

战时，汤姆森太太的丈夫到一个位于沙漠中心的陆军基地去驻防。为了能经常与他相聚，她搬到那附近去住，那实在是个可憎的地方，她简直没见过比那更糟糕的地方。她丈夫出外参加演习时，她就只好一个人待在那间小房子里。热得要命——仙人掌阴影下的温度都高达125华氏度，没有一个可以谈话的人。风沙很大，到处是沙子。

汤姆森太太觉得自己倒霉透了，觉得自己好可怜，于是她写信给她父母，告诉他们她放弃了，准备回家，她一分钟也不能再忍受了，她宁愿去坐牢也不想待在这个鬼地方。她父亲的回信只有三行，这三行话语常常萦绕在她的心中，并改变了汤姆森太太的一生：有两个人从铁窗朝外望去，一个人看到的是满地的泥泞，另一个人却看到满天的繁星。

她把父亲的这几句话反复念了多遍，忽然间觉得自己很笨，于是她决定找出自己目前处境的有利之处。她开始和当地的居民交朋友，他们都非常热心，当汤姆森太太对他们的编织和陶艺表现出极大的兴趣时，他们会把拒绝卖给游客的心爱之物送给她。她开始研究各式各样的仙人掌及当地植物，试着认识土拨鼠，观赏沙漠的黄昏，寻找300万年以前的贝壳化石。

她发现的新天地令她既兴奋又刺激。于是她开始着手写一本小说，讲述她是怎样逃出了自筑的牢狱，找到了美丽的星辰。

是什么给汤姆森太太带来了如此惊人的变化？沙漠没有改变，改变的只是她自己。她换了一种角度来看待她当下的生活，为她带来了一段精彩的人生经历。如果我们总是想着失败，那我们就不会成功，如果我们一直沉浸于伤感，那我们就一定会悲伤。

人生总免不了要遭遇这样或者那样的困境。面对困境时，我们的习惯措施和办法往往是这些：紧急救火，被动补漏，收拾残局，总结经验教训……这些举措都是遭遇挫折之后能发挥一定作用的，其实，还有另外一个重要的措施，那就是创新！因为，换个创新的角度，困境也许就是出路。

在美国西部的一个农场，有一个伐木工人叫刘易斯。一天，他独自一人开车到很远的地方去伐木。一棵被他用电锯锯断的大树倒下时，被对面的大树弹了回来，他躲闪不及，右腿被沉重的树干死死压住，顿时血流不止，疼痛难忍。面对自己从未遇到过的失败和灾难，他的第一个反应就是："我该怎么办？"

他看到了这样一个严酷的现实：周围几十里没有村庄和居民，10小时以内不会有人来救他，他会因为流血过多而死亡。他不能等待，他必须自己救自己。他用尽全身力气抽腿，可怎么也抽不出来。他摸到身边的斧子，开始砍树，但因为用力过猛，才砍了三四下，斧柄就断了。他觉得没有希望了，不禁叹了一口气，但他克制住了痛苦和失望。他向四周望了望，发现在不远的地方，放着他的电锯。他用断了的斧柄把电锯弄到手，想用电锯将压着他的腿的树干锯掉。可是，他很快发现树干是斜着的，如果锯树，树干就会把锯条死死夹住，根本拉不动。看来，死亡是不可避免了。

正当他几乎绝望的时候，他忽然想到了另一条路，那就是不锯树而把自己被压住的大腿锯掉。这是唯一可以保住性命的办法！他当机立断，毅然决然地拿起电锯锯断了被压着的大腿。他终于用常人难以想象的决心和勇气，成功地拯救了自己！

面临困境时，我们应让自己的生命创意得以发挥，换一个角度去思考，也许就能走出所谓的失败，走向成功。用我们特别的眼光换一个角度看世界，这是一种技巧，更是一种生活的态度。用创意转换生活角度的人可以把集中营当成游乐场，而不去发现生命多样风景的人，即使身处迪士尼的梦幻世界，也无法体验人生乐趣。

打开想象力，让生命有灵动感

如果将人生比作一条长河，那么想象就是长河中的朵朵浪花。荒诞不经的想法、大胆的猜测、标新立异的假说，这些潜质思维的利剑，往往能劈开传统观念的枷锁，帮助你于混沌之中探索出路，于黑暗之中发现光明，并成就非凡的事业。从古到今，许多对人类历史做出巨大贡献的伟人们，都将想象力看作一种不可或缺的能力。法国学者狄德罗说："想象，这是种特质。没有它，一个人既不能成为诗人，也不能成为哲学家，也就不成其为人。"瑞典化学家诺贝尔说："想象是灵魂的眼睛。"现代物理学的开创者爱因斯坦说："想象力比知识更重要，因为知识是有限的，而想象力概括着世界的一切，推动着进步，并且是知识进化的源泉。严格地说，想象力是科学研究中的实在因素。"可见，无论是在人类生活的哪个领域，想象力都发挥着至关重要的作用。

柏杨先生也曾就想象力表达过自己的看法，他说："一个强大的民族，一定具有丰富的想象力。一个生命坚强，灵性充沛，有高度艺术造诣的人，同样也一定具有丰富的想象力。想象力是创造新世界，开辟新境界的能源。没有想象力，就跟一块木头毫无分别。想象力缺乏，就会索然无味，像一塘死水一样的索然无味，而且久了还会发臭。"确实，想象是人的一种能力，它具有自由、开放、浪漫、跳跃、形象、夸张等心理活动特点，它使思维之流逍遥神驰，一泻千里，超越时空。拥有了想象力，就拥有了创新的源泉，随之而来的甚至可能会是成功的"天外来客"。

1882 年，费勃出生在法国马赛市，爸爸是一位造船师。有一天，小费勃跟着爸爸来到海边玩，看到远处的大海上驶来了一条船，便好奇地说："爸爸，船为什么能在水里跑呀？"

"船下有螺旋桨，能够划动水，水动了，就把船推走啦。"爸爸乐呵呵地说。

"有没有在天上飞的船呢？"小费勃好像要打破砂锅问到底。

"傻孩子，那就不叫船啦，应该叫飞机才对。不过，飞机只能在天上飞，不能在水上跑。"

"嘿！长大了，我一定要造一艘能飞到天上的船。"小费勃握紧了拳头。

"好啊，有出息，现在好好学习，将来才能实现这个美好的愿望！"爸爸欣慰地拍了拍小费勃的肩头。

转眼到了1905 年，23 岁的费勃先后完成了工程学、流体学、空气动力学等学科的学习，真正开始了飞船的制造。经过 4 年的努力，他造出了第一艘水上"飞船"，其实就是在一般的飞机下安装 3 个浮筒，使飞机能浮起来，但是无法飞起来。直到 1909

年，他才造出一艘与众不同的"船"：机身前面是一个浮筒，机翼下面还有两个浮筒；机翼安装在机身的后面。整个"船"的构架是木头做成的，浮筒是胶合板制成的，既轻巧又灵便。

1910 年 3 月 28 日，费勃带着他自制的这艘与众不同的"船"，在马赛市的海面进行了试验。在众人的瞩目下，他启动了发动机，随着一阵轰鸣声，"船"像离弦的箭般向前飞奔起来，顿时在水面上画出了一道耀眼的水波。他成功了，他的船以每小时 60 千米的速度直线飞行，在空中飞行了 500 米左右，成了人类第一艘能够飞上天的船，或者说是第一架能够从水面上起飞的飞机！

第二年，在摩纳哥举行的船舶展览会上，费勃驾驶着自己制造的船进行水上飞行表演，再获成功。现在，科学家对费勃设计的水上飞船进行了改进，把机身改成了船形，取消了浮筒，成了真正的"飞船"。

一个童年时的想象，费勃将其变为了现实，从而创造了飞船。其实很多伟大的成就，都是从听来有些荒诞不经的想象开始的。在学习的过程中，知识的贫穷并不可怕，可怕的是想象力的贫乏。可以这样说，人的一切发明与创造都源于想象力。如果没有想象力，一个人无论多么博学，最多都只能算是个"图书馆"，而永远无法形成自己的思维与理论。若想在求知的路上，不断有所获，那就为自己的思维插上一对想象的翅膀，让其天马行空地自由飞翔。

创新要有几分"疯"，敢想敢破又敢做

章太炎先生是德高望重的革命家和国学大师。看到"章太炎"这三个字，人们就会想起一个个响当当的名字：鲁迅、钱玄同、曹聚仁……这些历史名人都是他的弟子。章先生青年时代投身革命，其著作《驳康有为论革命书》轰动海内外，他曾点名骂光绪帝，招致牢狱之灾；后来担任同盟会机关报《民刊》的主编，提如椽巨笔，行淘天之文，指点江山，叱咤风云，为中国革命立下汗马功劳。但就是这样的一个伟大人物，却有着一个让人匪夷所思的绰号——"章疯子"，而他本人非但不对此表示反感和愤慨，反而欣然接受。他还曾这么调侃自己："兄弟我是一个'神经病'。"揆诸平常人情，恐怕一般人都唯恐别人说自己疯癫，章太炎则不然，他公然宣称"才典功业，都是'神经病'里流出来的"，并在东京留学生会为他举办的欢迎会上说："也愿诸位同志，人人个个，都有一两分的'神经病'"。章太炎当年呼吁"逐满独立""推翻清王朝""光复汉族"，时人视为大逆不道之惊世骇俗而群相侧目，说其为"疯癫""神经病"云云，章太炎也因此几陷囹圄，几乎招致杀身之祸。但章太炎依然执着，"兄弟是凭他说个疯癫，我还守我疯癫的念头"。

但从章太炎先生的所作所为中我们可以看出，如果说章先生是"疯子"，那么他不是真的疯，这种疯和鲁迅先生《长明灯》

中的"疯子"一样，因为不被世俗理解和触动了某些反动势力的利益才被误解和污蔑为"疯"，这"疯"中闪耀着真理的光芒，蕴含着呐喊前进的不屈力量。诚如章太炎先生自己说的："独有兄弟却承认我是疯癫，我是有神经病，而且听见说我疯癫，说我有神经病的话，反倒格外高兴。为什么缘故呢？大凡非常的议论，不是神经病的人断不能想，就能想，亦不敢说。遇着艰难困苦的时候，不是神经病的人断不能百折不回，孤行己意，所以古来有大学问成大事业的，必得有神经病，才能做到。"

在这里，我们能够看出章先生"疯"的精神内核，那就是：敢想敢做，敢于创新，百折不回。这里面的道理其实很简单，一个人如果没有类似"疯"的这种"神经病"，不敢想前人之未想，不敢做前人之未做，只是抱残守缺，毫无创新，那么他肯定不会有大学问；一个人如果没有这种"神经病"，一遇到困难的阻隔、流言的诋毁便打退堂鼓，没有百折不回的毅力和勇气，不能孤行己意，那么他肯定不会成就一番大事业。所以，章太炎先生就曾认真地宣称："总之，要把我的神经病质传染诸君，更传染与四万万人。"章太炎先生的"疯狂"和创造力是一种独特的个性，这种个性增添了他的个人魅力，更成为铸就其一生伟大事业的重要因素。而但凡所有做出大事业的成功人士，皆具有这种敢于创新、敢于突破的"疯狂"个性。

20世纪80年代初，广受年轻人喜爱的"随身听"，是日本新力公司董事长盛田昭夫的得意杰作。

时任总经理的盛田昭夫认为，年轻人都喜欢音乐，青少年尤其爱好此道，不过他们欣赏音乐的场所只能在房间内或汽车中，出了门、下了车，音乐便离他们而去，所以许多年轻人往往因为音乐而不喜爱户外运动。盛田昭夫想到：是否能够开发出一种可以让人们在房子、汽车之外欣赏音乐的产品呢？当他把这个构想在公司的产品设计委员会上提出之后，除了一个年轻人兴致勃勃地表示这是个非常棒的构想之外，其他的人都认为不可思议而加以反对。盛田昭夫坚持自己的想法，力排众议，并开始着手开发这一产品。产品开发成功后，第一批的产量是 3 万台，许多人对这 3 万台的销路表示忧虑，盛田昭夫为了鼓舞士气，信心十足地立下誓言："年底之前销售量若达不到 10 万台，我便引咎辞职。"

产品上市之后，立即引起年轻人的抢购，销售量势如破竹，几创纪录，到了当年年底，已突破 40 万台。不但盛田昭夫保住了总经理的职位，该产品还成为公司获利最多的商品。

紧接着，在产品功能上再做改良，以扩大市场并应对竞争者的挑战。第三年，在全球的销售量已达到 400 万台，创造了该公司单一产品在一个年度内最高的销售量纪录，也再度证明了盛田昭夫的远见卓识。

哈佛大学的教授们经常说的一句话就是："这个世界上没有什么不可能。"哈佛学子也受到这一理念的鼓舞不断挑战常规、挑战自我，于是，创造出一个个时代的新成果。我们平时也经常听到"没有做不到，只有想不到"这句话。自然，世界上有一些事是不可能做到的，但可以做到的事更多。很多时候不是因为我们做不到，而是因为不敢想、不愿想。勇敢地去想、勇敢地去做，"不可能"的事也会变为可能。

这是一个张扬个性的时代，每个人都要喊出自己的声音，活出自己的新鲜色彩。一个不会创新、没有个性的人往往是缺乏创造力和意志力的。但是，在现代社会中也有很多张扬个性的人，他们有的以穿奇装异服为个性，有的以出口成"脏"为个性，甚至还有人以打架斗殴为个性……在这里，我们有必要反思个性的真正含义。其实，张扬个性并不是穿时尚的衣服，拥有最时尚的物品，这些都是外在的表现。真正张扬个性是要做真正的自己，真正的个性中必须包含一种建设性的东西，有利于自身的发展和进步的新东西。正如章太炎先生的"疯"中包含的是他敢想敢做和百折不回的精神，显现出的是他革命家的胆识和国学大师的智慧。我们生活在这个世界上也要张扬出自己的个性，找出自己的闪光点，发掘出自己的潜力，创造出新鲜的事物，真正发挥自己的特点和价值。

抓住闪现的灵感，让创意照进现实

曹操死后，曹丕继位。曹丕生性多疑，唯恐几个弟弟与他争，便先后借口逼死了两个弟弟，唯独剩下三弟曹植。一天，曹丕命令曹植在大殿上走七步后，就必须以"兄弟"为题吟诗一首，诗中不能出现"兄弟"二字。如果曹植做不到，就要被杀掉。曹植才华横溢，平时酷爱作诗，常常是出口成章。他听完哥哥的题目后，此情此景激发了他的灵感，随即吟出了"煮豆燃豆萁，豆在釜中泣。本是同根生，相煎何太急"。这首诗非常生动形象地表达了曹植对哥哥无情残害的悲愤。曹丕听完也深受触动，放了曹植一条生路。

曹植在极其短暂的时间内就吟出了这首诗，救了他一命。这首流传至今的名篇是在曹丕无情残害弟弟的境况下做出的，这种情境激发了曹植的灵感。可见，灵感的闪现有助于人们的创新。

当我们搞策划、写文章的时候，常常会觉得自己文思枯竭，冥思苦想、搜肠刮肚却无从下笔。而在不经意的时候，又会觉得当时文思泉涌、豁然开朗，这其实就是我们思维中的灵感出现了。灵感是创造力、想象力的源泉，往往能够打破平时的思维桎梏，而闪现出智慧的火花，创造出意想不到的奇迹。

在特定的情景、意境中，灵感就会闪现。当然，灵感的降临并不是毫无基础的，它常常是基于个人平时的积累和储备，才会在某一时刻被激发的时候，突然迸发出来。这就要求我们平时有意识地增加自己的知识储备、勤于动脑、善于思考。

随着人们需求的多元化，社会上相应地也衍生出很多新兴行业。美甲就是其中之一，这个看似简单的手艺，其实也是需要类似艺术家们的创作灵感才能在市场上占据一席之地。

近几年美甲行业悄然兴起，大街小巷的美甲店也如雨后春笋涌现出来，很多爱美的女士都会经常走进美甲店。从小就喜爱画画的李萍也通过美甲技术学习开起了一家美甲店。要知道美甲店的成本虽然不高，但是对美甲的手艺要求相当高，尤其是在美甲的"装饰"环节，很多顾客都希望指甲上的图形是独具匠心的。因此，优秀的美甲师也要具备艺术家搞创作的灵感，能够根据客人的手形、指形即兴创作，这才能够招徕回头客。经营一段时间后，李萍就体验到竞争的激烈，仅自己这条街上就有四五家美甲店，竞争的激烈程度可想而知。而且，这条街上的顾客都是回头客，要想站得住脚，就要千方百计满足顾客的需求。于是，李萍就下定决心一定要创作出好的指尖作品，她经常阅读各种杂志、平时留意每位顾客的喜好，时间长了，顾客能惊喜地发现，李萍每次都能够根据她们的指形，创作出风格迥异而又与自己气质吻合的图案。由此她的美甲店生意就兴隆起来了。

试想，如果李萍仍然延续守旧、落后的图案，不能激发自己的创作灵感，可能很快就要关门歇业了。很多时候，大家每天所接触到的事物都没有差异，存在差异的是不同的人对来自生活的信息、材料的加工程度是不一样的，这也就成就了不同的人生轨迹。有心人常常能够激发自己的灵感，有效地将来自生活中的素材巧妙地组合起来，以此在市场上占领先机。

俄国作曲家柴可夫斯基曾经说过，"灵感是这样一位客人，他不拜访懒惰者"。的确，灵感常常会不期而遇、稍纵即逝。当你有灵感闪烁的时候，不要轻易放走它们，要学会捕捉住日常生活中闪现出来的灵感。其实，抓住灵感并不是很难的事情。关键在于你有没有捕捉的信心。一旦脑子里有新想法、新理念迸发出来的时候，就马上把它们记下来。经过天长日久的积累，这些灵感就会常驻你的脑海。一旦需要的时候，就随手拈来，使你在潜移默化中受益。当然，捕捉住灵感，不是要把它固定在纸面上，而是要重新再回到我们的脑海中，充分发挥想象力、联想力，把我们的灵感变成创新，让创新照进我们的现实。

突破常规第一步：忘记你所知道的一切

在一般情况下，我们总是惯用常规的思考方式，因为它可以使我们在思考同类或相似问题的时候，省去许多摸索和试探的步骤，不走或少走弯路，从而缩短思考的时间，减少精力的耗费，又可以提高思考的质量和成功率。但是，这样的思维定式往往会起一种妨碍和束缚的作用，会使人陷在旧的思维模式的无形框框中，难以进行新的探索和尝试。因此，我们应当敢于突破常规的想法，摆脱束缚思维的固有模式。

正如一位心理学家所说："只会使用锤子的人，总是把一切问题都看成是钉子。"就好像卓别林主演的《摩登时代》里的主人公一样，由于他的工作是一天到晚拧螺丝帽，所以一切和螺丝帽相像的东西，他都会不由自主地用扳手去拧。

一次，一艘远洋海轮不幸触礁，沉没在汪洋大海里，幸存下来的九位船员拼死登上一座孤岛，才得以存活下来。

但接下来的情形更加糟糕，岛上除了石头，还是石头，没有任何可以用来充饥的东西。更为要命的是，在烈日的暴晒下，每个人都口渴得冒烟，水成了最珍贵的东西。

尽管四周是水——海水，可谁都知道，海水又苦又涩又咸，根本不能用来解渴。现在九个人唯一的生存希望是老天爷下雨或别的过往船只发现他们。

但是，没有任何下雨的迹象，天际除了海水还是一望无际的海水，没有任何船只经过这个死一般寂静的岛。渐渐地，他们支撑不下去了。

八个船员相继渴死，当最后一位船员快要渴死的时候，他实在忍受不住，扑进了海水里，"咕嘟咕嘟"地喝了一肚子海水。船员喝完海水，一点儿也觉不出海水的苦涩味，反而觉得这海水非常甘甜，非常解渴。他想：也许这是自己死前的幻觉吧，于是他静静地躺在岛上，等着死神的降临。

他睡了一觉，醒来后发现自己还活着，船员感到非常奇怪。于是，他每天靠喝这岛边的海水度日，终于等来了救援的船只。

后来人们化验这里的海水发现，这儿由于有地下泉水不断翻涌，所以，这里的海水实际上是可口的泉水。

莎士比亚说："别让你的思想变成你的囚徒。"爱默生说："宇宙万物中，没有一样东西像思想那样顽固。"贝弗里奇在《科学研究的艺术》一书中，对此也进行了深刻而中肯的论述："几乎在所有的问题上，人脑都有根据自己的经验、知识和偏见，而不是根据面前的佐证去进行判断的强烈倾向。因此，人们是根据当时的看法来判断新设想。"

人们的大脑中存在思维定式是一种很普遍的现象。

据说，牛顿曾养了一大一小两只猫，一次，牛顿请瓦匠砌围墙，为了让猫进出方便，他要求瓦匠在墙上开一大一小两个猫洞，以便大猫从大洞进出，小猫从小洞进出。围墙砌好后，瓦匠却只开了一个大洞，牛顿很不满意。瓦匠解释说，小猫不也可以从大洞进出吗？牛顿顿时恍然大悟。能从苹果落地的现象发现万有引力定律的牛顿，也被思维定式局限住了。

因此，一定要打破思维的惯性，跳出思维模型所造成的定式状态，去获得常规之外的东西。遇到问题时，一定要努力思考：在常规之外，是否还存在别的方法？是否还有别的解决问题的途径？只有这样，才能抛弃旧的思维框框，打破思维定式，让思维变得更加灵活多样、敏捷准确，从而增强自己的创新能力。

要取得新成就，开创新局面，我们必须打破常规，学会变通。看事物不能用一种眼光，而要多角度、多方面地观察，从常规中求新意。对一个问题，我们可以从现在、未来、已知、未知、动态、静态、顺向、逆向等多个思维角度进行思考，也可以通过组合、分解、求同、求异等方法，让思路发展拓宽，要么加一点，要么减一点，要么借一点，要么拿一点，寻求多种多样的方法和结论，从而创造出一种更新更好的事物或产品。

改变生活状态，唤醒麻木的思维

有位老板经营食品店，靠贩卖店里的食品所得赖以为生。老板每天坐在店内的椅子上，一边听着收音机，一边等待顾客上门。店里的生意清淡，老板的日子过得单调而贫穷。

一天，他在电台广播中偶然听到了一段发人深省的话："任何人都具有超乎自己想象的能力，潜伏在我们的体内。"他呆滞的眼神受到了这句话的刺激，突然熠熠发光。老板环视一下自己的店，许多不同的想法浮现在他的脑中，他发现他的店是个很好地印证这句话的地方。

于是，他开始动手整理那张使用了多年的椅子，接着清理了店内所有的陈列品，陈列上吸引人的新商品并将它们摆放整齐。一时间，纸箱罐盒井然有序，货架焕然一新，就连店内门窗及橱窗都因擦拭而闪闪发亮。

老板确实证实了自己潜在的经营能力，从那以后他的食品店营业额增长了6倍。

故事中老板一切改变的根源在于改变了生活现状。打破旧有的生活状态，唤醒麻木的思维，新生的创意就能诞生了。我们需要有打破旧生活的勇气，不要让不合宜的生活规律控制你的人生。

某位推销员在为自己的工作做总结时，调查了自己每天平均访问客户的次数，并将其除以平均订约的件数后发现，他的顾客可能订立契约的概率很低，原因在于他每次得到和大顾客订约的机会时，总是因为畏缩或怠惰而白白丧失良机，而且他甚至从来没有再次访问过顾客。

为了提升业绩他开始思考自己的工作现状及态度。他决心改变现状，积极地去访问可以订立大契约的客户并增加每天的访问次数，努力争取更多的订单。

此后，这位推销员的能力开始得到了大的提升，5个月后，他获得了比从前多5倍的订单。

还有一位上班族，他每个月的支出都大于收入，呈赤字，只有靠着年终奖金才能勉强平衡，因此他整天闷闷不乐，觉得自己是一个毫无成就的人。

这样的状况持续了很久，后来有一天他反问自己："为什么别人赚得比我多？"仔细思考后，他得出了两种增加收入的方法：第一，更加努力地工作；第二，干些副业以增加收入。他决定两种方法同时进行。

他对生活的重新规划得到了回报，他努力投入的效果呈现在眼前：以前他每个月要为家庭财政赤字而焦头烂额，而现在，他终于有了一笔数额不小的家庭储蓄了。

不管是推销员还是上班族，他们不是没有赚钱的能力，只是他们的思维在沉闷的生活里吸收不到营养，创新自然无从谈起。

不要做一个麻木的人，改变旧有的生活态度，打破生活的现状，让思维的种子在新的生活土壤里繁衍生存，生长出硕果累累的创意。

有一条河流从遥远的高山上流下来，经过了很多个村庄与森林，最后到达一个沙漠。它想："我已经越过了重重障碍，这次应该也可以吧！"当它决定越过这个沙漠的时候，发现河水渐渐消失在泥沙之中，它试了一次又一次，可总是徒劳无功，于是，它灰心了，"也许这就是我的命运了，我永远也到不了传说中那个浩瀚的大海"。这时候，四周响起了一阵低沉的声音："如果微风可以跨越沙漠，那河流也可以。"原来，这是沙漠发出的声音。

小河流很不服气地回答说："那是因为微风可以飞过沙漠，而我却不可以。"

"因为你坚持原来的样子，所以你永远无法跨越这个沙漠。你必须让微风带着你飞过这个沙漠，到达目的地。你只要愿意放弃现在的样子，让自己蒸发到微风中。"沙漠用它低沉的声音说。

小河流从来不知道有这样的事情："放弃我现在的样子，然后消失在微风中？不！不！"小河流无法接受这样的事情，毕竟它从未有这样的经验，叫它放弃自己现在的样子，那么不等于是自我毁灭了吗？"我怎么知道这是真的？"小河流这么问。

"微风可以把水汽包含在它之中，然后飘过沙漠，等到了适当的地点，它就把这些水汽释放出来，于是就变成了雨水。然后，这些雨水又会形成河流，继续向前流淌。"沙漠很有耐心地回答。

"那我还是原来的河流吗？"小河流问。

"可以说是，也可以说不是。"沙漠回答，"不管你是一条河流或是看不见的水蒸气，你内在的本质不会改变。你之所以会坚持自己是一条河流，是因为你从来不知道自己内在的本质。"

此时，小河流的心中隐隐约约地想起了自己在变成河流之前，似乎也是由微风带着自己，飞到某座高山的半山腰，然后变成雨水落下，才变成今日的河流。于是，它终于鼓起勇气，投入微风张开的双臂，消失在微风之中，让微风带着它，奔向它生命中（某个阶段）的归宿。

我们就像小河流一样，想要跨越生命中的障碍，不断地创新，向理想中的目标迈进，就需要有改变生活的决心。我们的人生创意总是在我们适应了一成不变的生活后，失了动力，我们的潜能就像一架动力不足的机器无法前行，而守旧的大脑永远无法激起生命创意的火花。其实，只要稍稍改变生活的状态，便可改变一切。

激发潜伏在大脑的创新思维

创新思维是人类才有的高级思维活动，是成为各种出类拔萃的人才所必须具备的条件。心理学认为：创新思维是指思维不仅能提示客观事物的本质及内在联系，而且还能产生新颖的、具有社会价值的前所未有的思维成果。

即使遗失了与生俱来的创造性思维，我们也可以通过运用心理学上的"自我调节"，有意识地在各个方面认真思考和勤奋练习，重新将创造性思维找回来。卓别林说过："和拉提琴或弹钢琴相似，思考也是需要每天练习的！"

1. 张开想象的翅膀

爱因斯坦曾经说过："想象力比知识更重要，因为知识是有限的，而想象力概括着世界的一切，推动着进步，并且是知识进化的源泉。"

他之所以能研究出"狭义相对论"，便是因为他在孩童时期便常常幻想自己同光线赛跑。而世界上第一架飞机也来自人们想要像鸟类一样飞翔的梦想。幻想是创造性想象的一种特殊形式，适当的幻想能够引导人们发现新事物，做出新努力、新探索和创造性的劳动。

大部分人终其一生只运用了大脑想象区大约 15% 的空间，开发这个空间应该从想象开始。想象力是人类运用储存在大脑中的信息进行综合分析、推断和设想的思维能力。

2.培养发散性思维

发散思维的含义是指一个问题假如存在着不止一种答案，就要通过思维的向外发散，找出更多妥帖的创造性答案。

"涉猎多方面的学问可以开阔思路……对世界或人类社会的事物形象掌握得越多，越有助于抽象思维。"1979年诺贝尔物理学奖获得者、美国科学家格拉肖启发我们。

当我们思考砖头有多少用途的时候，充分运用发散性思维可以给出我们如此多的答案：建筑房屋、铺路、刹住停靠在斜坡的车辆、砸东西、压纸、垫高、防卫的武器……这就是发散思维的力量！

想象和幻想的区别

·想象

想象是人在头脑里对已储存的表象进行加工改造，形成新形象的心理过程。它是一种特殊的思维形式。

·幻想

幻想同想象不同，是指人内心荒谬的想法。

3.发展直觉思维

顾名思义，直觉思维是指不经思考分析的顿悟，是创造性思维活跃的表现之一。

物理学家阿基米德在跳入浴桶的时候，注意到浴桶溢出水的体积大约等同于身体入水部分的体积，灵光一闪，发现了"阿基米德定律"。

达尔文在观察植物幼苗生长的过程中，发现幼苗顶端向太阳照射的方向弯曲，推测出可能是由于其顶端含有某种物质，在光照的作用下，转向背光一侧。后来，在达尔文的基础上，科学家做了反复研究，才找到这种植物的生长素。

在学习的过程中，直觉思维可能表现在许多方面，比如大胆的猜测，急中生智的回答，或者新奇的想法和方案等。在发现和解决问题的过程中，我们要及时留住这些突然闯入的来客，努力发展自己的直觉思维。

4.培养思维的独创性、灵活性和流畅性

创造力建立在广博的知识基础上，包括三个因素：独创性、灵活性和流畅性。

对刺激做出不同寻常的反应是思维的独创性，能流畅地做出反应的能力是流畅性，而灵活性是指随机应变的能力。

在20世纪60年代，美国心理学家曾经对大学生进行自由联想与迅速反应训练，要大学生针对迅速抛出的观念，做出最快的反应。速度越快、讲得越多，表示流畅性越高。这种疾风骤雨式的训练，非常有益于促进创造性思维的发展。

5.培养强烈的求知欲

人类对自然界和自身存在的惊奇是哲学的起源。

古希腊哲学家柏拉图和亚里士多德认为，当人们在对某一问题具有追根究底的探索欲望时，积极的创造性思维由此萌发。精神上的需求是产生求知欲的基础。我们要有意识地设置难题或者探索前人遗留的未解之谜，激发自己创造性学习的欲望。把强烈

阿基米德的直觉思维

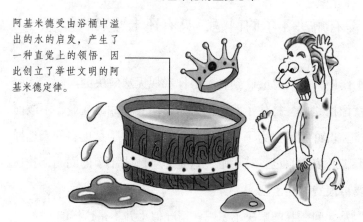

阿基米德受由浴桶中溢出的水的启发，产生了一种直觉上的领悟，因此创立了举世文明的阿基米德定律。

练习创新思维的五个方法

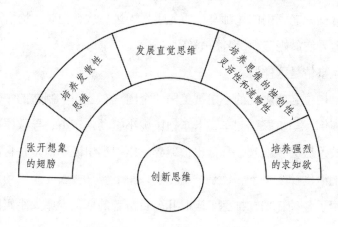

培养发散性思维

发展直觉思维

培养思维的独创性、灵活性和流畅性

张开想象的翅膀

培养强烈的求知欲

创新思维

的求知欲望转移到科学上去，不断探索，使它永远保持旺盛。这样才能使自己在学习过程中积极主动地"上下求索"，进而探索未知的新境界、新知识，创造前所未有的新成就。

没有解决不了的问题，只有还未开启的智慧

工作中，我们总会碰到各种各样看似无法解决的问题。这些问题就像拦路虎，挡住了我们的去路，使我们战战兢兢，不敢前行一步。也许我们努力了，但还是无法成功，于是更多的人选择了放弃，并安慰自己：算了吧，这是一个解决不了的问题，我还是不要再浪费时间了吧。

但是，问题真的解决不了吗？情况似乎并不是这样的。

詹妮芙·帕克小姐是美国鼎鼎有名的女律师。她曾被自己的同行——老资格的律师马格雷先生愚弄过一次，但是，恰恰是这次愚弄使詹妮芙小姐名扬全美国。

事情是这样的。

一位名叫康妮的小姐被美国"全国汽车公司"制造的一辆卡车撞倒，司机踩了刹车，卡车把康妮小姐卷入车下，导致康妮小姐被迫截去了四肢，骨盆也被碾碎。康妮小姐说不清楚是自己在冰上滑倒摔入车下，还是被卡车卷入车下。马格雷先生则巧妙地利用了各种证据，推翻了当时几名目击者的证词，康妮小姐因此

败诉。

　　绝望的康妮小姐向詹妮芙·帕克小姐求援，詹妮芙通过调查掌握了该汽车公司的产品近5年来的15次车祸——原因完全相同，该汽车的制动系统有问题，急刹车时，车子后部会打转，把受害者卷入车底。

　　詹妮芙对马格雷说："卡车制动装置有问题，你隐瞒了它。我希望汽车公司拿出200万美元来给那位姑娘；否则，我们将会提出控告。"

　　老奸巨猾的马格雷回答道："好吧，不过，我明天要去伦敦，一个星期后回来，届时我们研究一下，做出适当安排。"

　　一个星期后，马格雷却没有露面。詹妮芙感到自己是上当了，但又不知道为什么上当，她的目光扫到了日历上——詹妮芙恍然大悟，诉讼时效已经到期了。

　　詹妮芙怒气冲冲地给马格雷打了电话，马格雷在电话中得意扬扬地放声大笑："小姐，诉讼时效今天过期了，谁也不能控告我了！希望你下一次变得聪明些！"詹妮芙几乎要给气疯了，她问秘书："准备好这份案卷要多少时间？"

　　秘书回答："需要三四个小时。现在是下午1点钟，即使我们用最快的速度草拟好文件，再找到一家律师事务所，由他们草拟出一份新文件，交到法院，那也来不及了。"

　　"时间！时间！该死的时间！"康妮小姐在屋中团团转，突然，一道灵光在她的脑海中闪现，"全国汽车公司"在美国各地都有分公司，为什么不把起诉地点往西移呢？隔一个时区就差一个小时啊！

位于太平洋上的夏威夷在西区，与纽约时差整整5个小时！对，就在夏威夷起诉！

詹妮芙赢得了至关重要的几个小时，她以雄辩的事实，催人泪下的语言，使陪审团的成员们大为感动。陪审团一致裁决：康妮小姐胜诉，"全国汽车公司"赔偿康妮小姐600万美元！

像这个故事一样，寻找解决问题的方法虽然不是很容易，但方法总是有的，只要我们努力思考。工作中的难题也是这样。所以在工作中，如果我们遇到了难题，就应该坚持这样的原则：努力找方法，而不是轻易放弃。

对于通过思索以寻找解决问题方法的重要性，许多杰出的企业家都深有体会。比尔·盖茨曾说："一个出色的员工，应该懂得：要想让客户再度选择你的商品，就应该去寻找一个让客户再度接受你的理由。任何产品遇到了你善于思索的大脑，都肯定能有办法让它和微软的视窗一样行销天下的。"

洛克菲勒也曾经一再地告诫他的职员："请你们不要忘了思索，就像不要忘了吃饭一样。"

只要努力去找，解决困难的方法总是有的，而这些方法一定会让你有所收益。

创新中的"多一盎司"定律

著名投资专家约翰·坦普尔顿通过大量的观察研究，得出了一条很重要的原理："多一盎司定律。"盎司是英美重量单位，一盎司相当于 1 / 16 磅，在这里以一盎司表示一点微不足道的重量。所谓"多一盎司定律"，意即只要比正常多付出一丁点儿就会获得超常的成果。

坦普尔顿指出：取得中等成就的人与取得突出成就的人几乎做了同样多的工作，他们所做出的努力差别很小——只是"多一盎司"。但其结果，所取得的成就及成就的实质内容方面，却有天壤之别。

创新的道路上，也遵循着"多一盎司"定律。想得比别人深入一点点，就有可能在创新之路上比别人快了许多步。我们所熟知的发明创造故事，许许多多都是因为多付出了一点点，多思考了一步，才和许多具有重大意义的"发现"相遇的。

伦琴发现 X 射线就是一例。很多人都知道，伦琴博士是 X 射线的发现者。X 射线的发现是"诊断史上的一个伟大的里程碑"。运用 X 射线造出的 X 射线透视器可以透视人体的内脏和骨骼，能够使医生准确地发现病人的病因，从而挽救千千万万人的生命。

其实在他之前，有很多人已经摸索到了 X 射线的门槛，只不过由于他们都没有踏进去，以致与这项伟大的发现擦肩而过。

1804 年，汤姆生在测量阴极射线的速度时首先观察到了 X 射线，但他当时没有专门研究这一现象，只在论文中提了一笔，说看到了放电管几英尺远处的玻璃管上发出了荧光（19 世纪末，阴极射线研究是物理学的热门课题，许多物理实验室都致力于这个方面的研究）。

1880 年，哥尔茨坦在研究阴极射线时，也注意到阴极射线管壁上发出一种特殊的辐射，使得管内的荧光屏发光。但是他没有想到要进一步追查根源，于是错过了发现 X 射线的机会。

1887 年，早于伦琴发现 X 射线的 8 年，克色克斯也曾发现过类似现象。他把变黑的底片退还厂家，认为是底片本身有问题。

而在 1890 年，美国宾夕法尼亚大学的古茨波德也有过同样的遭遇，他甚至还拍摄到了物体的 X 射线照片，但后来，他随手把底片扔到了废片堆里。5 年后，得知伦琴宣布发现 X 射线，古茨波德才想起这件事，重新加以研究。

其实，在伦琴博士发现 X 射线以前，许多人都知道照相底片不要存放在阴极射线装置旁边，否则有可能变黑。

例如，英国牛津有一位物理学家叫史密斯，他发现保存在盒中的底片变黑了，而这个盒子就搁在克鲁克斯型放电管附近，但他只是提醒助手以后把底片放到别处保存，没有认真追究原因……这些科学家虽然都观察到了 X 射线，但他们在各自的科学路途中没有继续走下去，以致和"X 射线发现者"这个称号失之交臂。

如果汤姆生当初多走几步，X射线的发现或许可以提前近一个世纪！如果触及这个领域的科研工作者能够思考得再深入一层，或许这项改变人类疾病历史的发现就不是伦琴了。

其实，创新的机会离我们并不遥远，我们只需做一个有心人，遇到问题多想一点，再深入一步，有时只需在生活、工作中"多加一盎司"，结果可能就大不一样。

怎样才能使洗衣机洗后的衣服上不沾上小棉团之类的东西？这曾经是一个令科技人员大感棘手的难题。他们提出过一些有效的办法，但大都比较复杂，需要增添不少设备。

而增添设备就要既增加洗衣机的体积和使用的复杂程度，又要提高洗衣机的成本和价格，令人感到为解决这么一个问题，未免得不偿失。

可是家庭主妇总为这一问题大伤脑筋。日本有一位名叫笪绍喜美贺的家庭妇女也碰到了同样的情况，能不能自己想个办法解决呢？有一天，她突然想起幼年时在农村山冈上捕捉蜻蜓的情景，联想到洗衣机，小网可以网住蜻蜓，那洗衣机中放一个小网不是也可以网住小棉团一类的杂物吗？许多正规的科技人员都认为这样的想法太缺乏科学头脑了，未免把科技上的问题想得太简单。而笪绍喜美贺却没管这些，她用了三年时间不断研究试验，终于获得了满意的效果。

一个小小的网兜构造简单，使用方便，成本低廉，完全符合实用发明的一切条件，投入市场后大受欢迎。

很快，世界上很多洗衣机厂商都采用了这一最简单却又最实用的发明。笥绍喜美贺发明的这种洗衣机小网兜，专利期限为 15 年，仅在日本她就获得了高达 1.5 亿日元的专利费。

世事总是这样奇妙，往往与一项发明或发现已经离得很近，却又失之交臂。其实，这只能怨自己没有"再深入一步"。"一盎司"虽少，但有无这一盎司却对我们的生活和工作影响巨大。思考多加"一盎司"，激情多加"一盎司"，主动多加"一盎司"，创造多加"一盎司"，你就会发现你的收获不只是多了"一盎司"。

运用新方法，创造高效能

美国亚利桑那州的一座小镇上有一家电话公司，由于公司规模不大，而且业务比较单一，所以有很大一部分员工每天的工作就是负责转接电话，其工作单调可想而知。

公司刚成立的半年里，由于工作比较轻松，而且收入也比较稳定，所以小镇上的很多人都想到这家公司来工作，在工作一段时间之后，接线员们的业务水平得到了极大提高，工作效率也逐渐高了。

可半年之后，这家公司的管理者鲍勃却明显感觉到员工的工作效率和服务质量明显下降了，客户投诉的现象也越来越多。与此同时，员工离职率也越来越高——他们甚至宁愿回家待业，也不愿意待在办公室里工作。

到底是怎么回事呢？

在与那些前来辞职的员工进行一番交谈之后，鲍勃发现，其中绝大部分员工离职的原因都是相同的：他们都觉得公司提供的工作过于单调，毫无乐趣，尤其夜间值班容易犯困，经常出错，而自己的待遇也不会有太大的提高。

在了解了问题的真相之后，鲍勃想出了一个解决办法。几天之后，公司出台了一项新的管理规定，允许夜间值班的接线员每天晚上可以为三个来电提供免费服务。

在刚开始的一段时间里，当有人打电话到公司，听到接线员告诉自己"这个电话免费"的时候，他们还以为接线员是在跟自己开玩笑，可过了一段时间之后，一些电话客户发现自己确实得到了免费服务，于是这件事情就开始在小镇上传扬开来，电话公司成了整个小镇关注的焦点。员工渐渐感到工作有了乐趣，因为提供免费服务的三个顾客名额可由接线员自己来确定，大家觉得很有新意，干劲也越来越足了，工作效率又慢慢地提高了。

新的工作方法能够有效提高人们的工作积极性。著名企业管理杂志 *Fast Company* 上曾经刊载过一篇文章，谈到一家专门生产文字录入软件公司的成长过程。

在接受记者采访的时候，这家公司的 CEO 说道："一个偶然的机会，我们发现了一个秘密，如果能够在人们键入每一个字母的时候让计算机随之发出悦耳的声音的话，那就能使文字录入工作变得极为有趣，而且能够有效地提高工作效率。要知道，几乎每个在办公室工作的人都需要在某些时候用自己的计算机去写文件，所以我对我们软件的市场前景非常乐观。"

确实如此，该公司产品一经上市，便立即受到市场追捧，成为许多办公人员首选的文字录入软件。

不仅如此，与旧的工作方法相比较而言，新的工作方法往往会更加合理，从而提高工作效率。虽然改革并不一定等于进步，但一个明显的事实就是，大部分的改革都是向着改进的方向发展的，而且由于很多改革是通过新的工作方法得以实现的，所以采用新方法在大多数情况下都能够有效地提高工作效率。沃尔玛发展历史的一次实践就很好地证明了这个道理。

新的工作方法，就是一种全新的思维方式。它可以改善我们对待工作的态度和心情，可以有效地激发我们的工作积极性，自然也可以使人们的工作效率得以提高。在工作中，你不妨也尝试一下新的方法，也许会有新的收获和惊喜。

第四章

思维法则升维大脑回路，
让所有事情都能正确入手

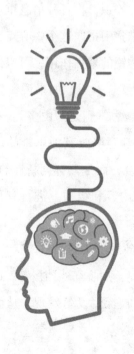

收敛思维：从核心解开问题的症结

收敛思维，也称聚合思维或集束思维，是相对于发散思维而言的。它与发散思维的特点正好相反，它的特点是以某个思考对象为中心，尽可能运用已有的经验和知识，将各种信息重新进行组织，从不同的方面和角度，将思维集中指向这个中心点，从而达到解决问题的目的。这就好比凸透镜的聚焦作用，可以使不同方向的光线集中到一点，从而引起燃烧一样。如果说，发散思维是"由一到多"的话，那么，收敛思维则是"由多到一"。当然，在集中到中心点的过程中也要注意吸收其他思维的优点和长处。收敛思维不是简单的排列组合，而是具有创新性的整合，即以目标为核心，对原有的知识从内容和结构上进行有目的地选择和重组。

隐形飞机的研制，便是运用收敛思维法的结果。这种飞机，机身和机翼造型独特，包覆隐身材料，加装红外挡板等，以减弱雷达反射波和红外辐射，使其不易被探测设备发现，从而达到"隐形"的目的。

收敛思维法主要包括层层剥笋法、目标识别法和间接注意法。这些方法促使人们从事物的各个方面入手，对各种信息进行筛选、挖掘，最终找到问题的关键所在。

收敛思维法在以严谨著称的科学界得以广泛的应用。因为一个问题的真相往往只有一个，这就需要科研工作者逐层分析问题，渐渐找到问题根源，并加以解决。

地球有多重？直到 18 世纪，这依然是摆在科学家面前的一个难题。1750 年，英国 19 岁的科学家卡文迪许向这个难题挑战。他向自己提出一个大胆的课题：称出地球的重量。他像一个小马驹闯进一片丛林，横冲直撞，思维没有一点顾忌和阻碍。在东一榔头西一棒子的冲撞中，卡文迪许想到了牛顿的万有引力。

根据万有引力定律，两个物体间的引力与两个物体之间的距离的平方成反比，与两个物体的重量成正比。这个定律为测量地球重量提供了理论根据。卡文迪许想，如果知道了两个物体之间的引力，知道了两个物体之间的距离，知道了其中一个物体的重量，就能计算出另一个物体的重量。

这在理论上是完全成立的。但是，实际测定中，还必须先了解万有引力的常数 G。因为牛顿的万有引力公式的其他几个常数都知道，唯独不知道引力常数 G。

卡文迪许利用细丝转动的原理设计了一个测定引力的装置，细丝转过一个角度，就能计算出两个铅球之间的引力，然后计算出引力常数。但是，细丝扭转的灵敏度还不够大。只有进一步提高灵敏度，才能测出两个铅球之间的引力，计算出引力常数。

灵敏度问题成了测量地球重量的关键。卡文迪许为这个问题伤透了脑筋，想了好几种办法，但是，结果都不怎么理想。

一次，孩子用镜子投射光斑的游戏使卡文迪许受到了很大的启发。他在测量装置上也装上了一面小镜子，细丝受到另一个铅球的微小引力时，小镜子就会偏转一个很小的角度，小镜子反射的光就转动到一个相当大的距离。利用这个放大的距离，就能很精确地知道引力的大小。

卡文迪许用这个放大的装置精确地测出了两个引力常数，再次测出一个铅球与地球之间的引力，根据万有引力公式，很快就计算出了地球的重量。

卡文迪许测出地球重量的过程是很好地运用了收敛思维法。将测出地球重量这一问题归结为万有引力常数 G 的问题，进一步归结为测量装置灵敏度的问题，只要解决了这一根本性问题，其他问题也就迎刃而解了。从中也可以看到，在收敛思维的运用过程中，是结合灵感思维、逻辑思维等共同作用的。

我国明朝科学家徐光启也曾运用收敛思维研究出治蝗之策。

明朝时候，江苏北部曾经出现了可怕的蝗虫，飞蝗一到，整片整片的庄稼被吃掉，颗粒无收……徐光启看到人民的疾苦，想到国家的危亡，毅然决定去研究治蝗之策。他收集了自战国以来两千多年有关蝗灾情况的资料。

在这浩如烟海的资料中，他注意到蝗灾发生的时间。151 次蝗灾中，发生在农历四月的 19 次，发生在五月的 12 次，六月的 31 次，七月的 20 次，八月的 12 次，其他月份总共只有 9 次。由此他确定了蝗灾发生的时间大多在夏季炎热时期，以六月最多。另外他从史料中发现，蝗灾大多发生在河北南部，山东西部，河南东部，安徽、江苏两省北部。为什么多集中于这些地区呢？经过研究，他发现蝗灾与这些地区湖沼分布较多有关。他把自己的研究成果向百姓宣传，并且向皇帝呈递了《除蝗疏》。

收敛思维始终由所给的信息和线索决定，是深化思想和挑选设计方案常用的思维方法和形式。它的过程是集中指向的，目标单一，其结果是寻求最佳，或者说，是在一定条件下最佳的解决方案。

加减思维：解决问题的奥妙就在"加减"中

加减思维法，又称分合思维法，是一种通过将事物进行减与加、分与合的排列组合，从而产生创新的思维法。

所谓减，就是将本来相连的事物减掉、分开、分解；所谓加，就是把两种或两种以上的事物有机地组合在一起。

由于加减思维法是一种可以将资源重新打乱、重新配置的思维，通过加与减的不断变化和不断配置，可以大大增加解决问题的灵活性与创造力。

中国四大发明之一——活字印刷术的诞生就是加减思维法运用的一个实例。

在中国，最初字是刻在竹简上，称为"简牍"，后来蔡伦造纸是一大进步。到唐代初年，雕版印刷术又被发明了，但局限性仍然很大。

宋太祖时要印一部《大藏经》，光雕版就花了20多年的时间，雕成的13万多块版子放满了几个大房间。再者，雕版中有了错字很难更改。另外，雕版很费材料，如果印过的书不再复印的话，一大堆雕版就成了废物，而要印新的书，就得重刻雕版。

毕昇起初也在使用传统的雕版印刷术，但当他看到一块块精心雕刻的木板印完书后就丢弃了，觉得十分可惜，他想：这些字如果能够拆下来，不就可以重复使用了吗？

经过反复思考后，他选择用便宜的胶泥，将每个字分别刻成印章，然后按照文章的意思排列。

随后他又改进了制版技术。为了提高效率，他采用两块铁板，一块板印刷，另一块排字，交替使用，印得很快。

毕昇的发明主要有两点突破，一是字与字的分离；一是采用两个版，一个版印刷，一个版排字，时间上也就分离了。

这样就具有了原来印刷技术所缺乏的灵活性。由于开始就先强调"分"，到每一次印刷时，又根据具体需要，进行相应的"合"。这样一来，就彻底改变了原来那种死板的印刷术，使印刷技术进入了一个全新的时期。

加减思维在产业中也有普遍的适用性。在分分合合的加加减减中体现了商人非凡的智慧和卓越的办事能力。

日本有个商人开了一家药店，取名为"创意药局"。一起步，他就拿出奇招：将当时售价为 200 日元的常用膏药以 80 日元卖出，由于价格比别人低了许多，所以生意十分兴旺。有些顾客宁可多跑路也要到他的药局来购药。膏药的畅销使这位商人亏本越来越多，但也使药局很快有了知名度。3 个月过后，药局开始盈利了，且利润越来越大。为什么？因为前来购药的顾客单纯买膏药的不多，许多人会顺便买一些其他药品，而这些药品是有利可图的。靠着贱卖膏药多招顾客，靠着顺带售药赢得利润，所盈大大超过所亏，不仅有盈余，还深得顾客信任，拥有良好的口碑。

有加有减，时加时减，此加彼减；目标不变，策略灵活，这就是商家的精明之处。

曾有这样一个例子，说四川一家饭店在当地兴起吃蛇肉时，果断地以 30％的幅度压下价格，招徕大批食客，带动其他菜肴的销售，从而大大发了财。这家饭店与日本药局的做法可以说是异曲同工。妙就妙在二者都是局部用减法，而全局得到的却是加法的效果。局部减法有广告功能，更有待人以诚的强大心理作用。

这就是加减思维的魅力。通过对事物进行加减、排列组合，使工作变得更便捷、效率更高，而且往往能够获得意想不到的收益。

逆向思维：答案可能就在事物的另一面

逆向思维法又称反向思维法，是指为实现某一创新或解决某一用常规思路难以解决的问题，而采用反向思维寻求解决问题的方法。它主要包括反转型逆向思维法、转换型逆向思维法、缺点逆用法和反推因果法。

逆向思维法的魅力之一，就是对某些事物或东西，从反面进行利用。运用逆向思维是一种创造能力。

逆向思维就是大违常理，从反面进行探索问题和解决问题的思维。

南唐后主李煜派博学善辩的徐铉到大宋进贡。按照惯例，大宋朝廷要派一名官员与其使者入朝。朝中大臣都认为自己辞令比不上徐铉，谁都不敢应战，最后反映到宋太祖那里。

宋太祖的做法大大出乎众人意料，命人找 10 名不识字的侍卫，把他们的名字写上送进宫，太祖用笔随便圈了个名字，说："这人可以。"在场的人都很吃惊，但也不敢提出异议，只好让这个还未明白是怎么回事的侍卫前去。

徐铉见了侍卫，滔滔不绝地讲了起来，侍卫根本搭不上话，只好连连点头。徐铉见来人只知点头，猜不出他到底有多大能耐，只好硬着头皮讲。一连几天，侍卫还是不说话，徐铉也讲累了，于是也不再吭声。

这就是历史上有名的宋太祖以愚困智解难题之举。

照一般的做法：对付善辩的人，应该是找一个更善辩的人，但宋太祖偏偏找一个不识字的人去应对。这样一来，反倒引起了善辩高手的猜疑：认为陪伴自己的人，是代表宋朝"国家级水平"的人，既猜不透，又不敢放肆。以愚困智，只因智之长处，根本无法发挥，这实际上是一种"化废为宝"的逆向思维方式。逆向思维对经营或者技术发明同样具有很大的创新意义。

1820年，丹麦哥本哈根大学物理学教授奥斯特，通过多次实验证实存在电流的磁效应。这一发现传到欧洲大陆后，吸引了许多人参与电磁学的研究。英国物理学家法拉第怀着极大的兴趣重复了奥斯特的实验。果然，只要导线通上电流，导线附近的磁针立即会发生偏转，他深深地被这种奇异现象所吸引。当时，德国古典哲学中的辩证思想已传入英国，法拉第受其影响，认为电和磁之间必然存在联系并且能相互转化。他想既然电能产生磁场，那么磁场也能产生电。

为了使这种设想能够实现，他从1821年开始做磁产生电的实验。几次实验都失败了，但他坚信，从反向思考问题的方法是正确的，并继续坚持这一思维方式。

10年后，法拉第设计了一种新的实验，他把一块条形磁铁插入一只缠着导线的空心圆筒里，结果导线两端连接的电流计上的指针发生了微弱的转动，电流产生了！随后，他又完成了各种各样的实验，如两个线圈相对运动，磁作用力的变化同样也能产生电流。

法拉第 10 年不懈地努力并没有白费，1831 年他提出了著名的电磁感应定律，并根据这一定律发明了世界上第一台发电装置。

如今，他的定律正深刻地改变着我们的生活。

法拉第成功地发现电磁感应定律，是运用逆向思维方法的一次重大胜利。传统观念和思维习惯常常阻碍着人们的创造性思维活动的展开，逆向思维就是要冲破框框，从现有的思路返回，从与它相反的方向寻找解决难题的办法。常见的方法是就事物的结果倒过来思维，就事物的某个条件倒过来思维，就事物所处的位置倒过来思维，就事物起作用的过程或方式倒过来思维。生活实践也证明，逆向思维是一种重要的思考能力，对于人才的创造能力及解决问题能力的培养具有相当重要的意义。

平面思维：试着从另一扇门进入

小娟在一家青年报社任科学编辑，工作很出色。然而，单位人才济济，她在工作中很难取得更突出的成绩。在处理读者来信时，她发现有不少青年读者，当工作和生活遇到了问题时，却没有地方表达和交流。于是她建议报社开办一条专门针对青年人的心理热线。

这个想法虽然十分新颖，但是在报社里反应平平。多数人认为自己的工作主要是写作和发表新闻稿件，要花时间干这样的事，未必值得，但领导还是同意了她的想法。热线很快开通了，在社会上产生了极大的反响，热线电话几乎打爆。众多青少年的心声，通过一条简单的电话线汇集到了一起，也为小娟提供了很多十分新颖、十分深刻的素材。

后来，报社顺应读者要求在报纸上开辟了一个新的版面，名叫《青春热线》，每周以4个整版的篇幅反映这些读者的心声。《青春热线》逐渐成了该报社最受欢迎的栏目，小娟也获得了新闻界的许多奖项。

小娟之所以能够取得这样的成功，是因为她在工作中具有自动自发的精神。具有这种精神的人，往往能创造别人无法创造的机会和价值。另外，在智慧的层面上，小娟还有十分突出的一点——"换地方打井"。

"换地方打井"就是要学会开拓新思路。

"换地方打井"是"创新思维之父"、著名思维学家德·波诺提出的概念，用来形容他提出的平面思维法。

对于平面思维法，德·波诺的解释是："平面"是针对"纵向"而言的。纵向思维主要依托逻辑，只是沿着一条固定的思路走下去，而平面思维则是偏向多思路地进行思考。

德·波诺打比方说："在一个地方打井，老打不出水来。具有纵向思维方式的人，只会嫌自己打得不够深，而增加努力程度。而具有平面思维方式的人，则考虑很可能是选择打井的地方不对，或者根本就没有水，所以与其在这样一个地方努力，不如另外寻找一个更容易出水的地方打井。"

纵向思维总是使人们放弃其他的可能性，大大局限了创造力。而平面思维则不断探索其他的可能性，所以更有创造力。

佛勒是一个靠卖 8 美分一把小刷子起家的刷子大王。后来，大家看到做刷子有利可图，纷纷生产，结果给他的公司造成了很大的压力。感到竞争激烈的佛勒开始将目光从一般百姓身上移到了军人身上。

当时正是第二次世界大战期间。佛勒精心设计了一种擦枪的刷子，并找到军队的有关人士说："这种特制的刷子，可以将枪刷得又快又好。"军队接受了他的建议，与他的公司签订了 3400 万把刷子的合同。这种"换地方打井"的策略，使他赚了一大笔钱，更加奠定了他"刷子王国"的地位，让其他还在百姓那里争夺消费者的人望尘莫及。

任何事物都是由各种不同的要素构成的。我们在遇到某些难以解决的问题时，不妨采取一些措施，来改变事物所包含的某一或某些要素，让事物发生符合"落实"需要的变化，以达到换地方打井的效果。

在第二次世界大战期间，一艘满载军用物资的轮船，秘密地从日本某港口开出。这艘货轮要经由上海、福州、广州，再经过马六甲海峡，驶向泰国，然后去缅甸，给那里的日军提供给养。

这艘货轮装的是从我国东北三省掠夺去的大豆。我抗日组织得知情报，立即指示我方特工人员要想方设法将这艘货轮在大海中炸沉。

我方特工人员接到指示，想办法混进了日本货轮。结果，他们没费一枪一弹，就将日本货轮给"炸沉"了。

原来，他们运用换地方打井的思维方式，在大豆的性质上做文章。他们偷偷地向装满大豆的货仓里灌水，让大豆膨胀，从而改变了大豆的性质要素：原来存放的是干燥的大豆，现在存放的是浸泡的大豆，这些大豆就成了沉船的"枪炮"了。

维生素对人体是必不可少的，但很少有人知道，维生素最早是从米糠中提取出来的，后来，科学家又从新鲜的白菜、萝卜、柠檬等植物中找到了另外的一些维生素。

如果依照通常的观点，米糠除了当饲料外还有什么用？白菜、萝卜除了可以吃还有什么用？

但它的提取物偏偏可以用来改善生命，甚至以此挽救无数人的生命，这就是平面思维和横向思维的结果。

树皮、破布看来毫无用处，但蔡伦用树皮、麻头甚至破布造纸，正是将这些毫不起眼的东西利用，促使人类文明的进程跨出了一大步。

浓烟和热空气是每个人都习以为常的事物，蒙哥尔费兄弟利用浓烟和热空气灌满巨型气球，使热气球成功地载着人在天空中飞翔……

正是不断挖掘这些事物性能的多样性，才使得人类历史不断发展。

纵向思维：从链条的一端开始解决问题

将思考对象从纵的发展方向上，依照其各个发展阶段进行思考，从而设想、推断出进一步的发展趋向的思维，叫作纵向思维法。

纵向思维过程一般表现为向纵深发展的特点，即能从一般人认为不值一谈的小事，或无须做进一步探讨的定论中，发现更深一层的被现象掩盖着的事物本质。其思维形式的特点为：从现象入手，从一般定论入手，做纵深发展式的剖析。

比如，轮胎的发明就经历了这样一个过程：最先的车轮是木制的，特别容易损坏。于是，人们又以铁制的车轮代替木轮，尽管铁制车轮坚固，但它的震动太大。最后，人们又发明轮胎，利用压缩气体的弹性减小震动，到目前为止，很多交通工具都是使用轮胎的。

由此可见，纵向思维是纵观事物的发展历史，立足于事物现有的弊端，研究事物发展的完美方向，是人们对事物当前形态的不满足和新的要求。纵向思维的结果是引起事物的质变，从而在事物发展史上呈现不同的发展阶段。

如果将纵向思维放到时间的维度上，便可产生"由昨天看到今天或明天"的效果，也就是说纵向思维可以使我们具有某种程度的预见性。

用纵向思维思考问题而对事物发展有预见性，这一点在洛克菲勒身上有较为明显的体现。

第二次世界大战结束后不久，战胜国决定成立一个处理世界事务的联合国。可是在什么地方建立这个总部，一时间颇费思量。地点理应选在一座繁华都市，可在任何一座繁华都市购买可以建设联合国总部庞大楼宇的土地，都需要很大一笔资金，而刚刚起步的联合国总部的每一分钱都肩负着重任。就在各国首脑们商量来商量去，不知如何是好的时候，洛克菲勒家族听说了这件事，立刻出资870万美元在纽约买下了一块地皮，在人们的惊诧声中无条件地捐赠给了联合国。

联合国大楼建起来后，四周的地价立即飙升起来，洛克菲勒家族在买下捐赠给联合国的那块地皮时，也买下了与这块地皮毗连的全部地皮。没有人能够计算出洛克菲勒家族凭借毗连联合国的地皮获得了多少个870万美元。

事后有人赞赏洛克菲勒有远见，其实，远见是纵向思维的产物，是深入思考问题的必然。

第二次世界大战期间，美国许多企业由于受战争影响都处于半停滞、半瘫痪状态，除了军火工业，大多数行业都不景气。

杰克是一家面临倒闭的缝纫机厂厂长，他经过深思熟虑，果断决定改行。但是，应该转向哪个行业呢？他发现战争产生了很多的伤兵和伤残的百姓，他运用纵向思维进行思考，认为如果能开发出给这些人带来便利的产品，一定会受到人们的欢迎。于是他们设计和改造部分设备，开发出残疾人用的轮椅。当世界大战即将结束时，那些受伤的人们纷纷购买轮椅，轮椅一时间成了热销货，而这种产品当时只有杰克一家有大批现货。这样，轮椅不但在美国销得快，还远销到国外。

日本索尼的老总盛田昭夫具有非凡的纵向思维。最早，美国贝尔实验室的研究人员在 1947 年 12 月用两根针压在一小块锗片上，成功地研制出世界上第一个晶体管放大装置，可以将音频信号放大上百倍。科学家肖克利在对这种早期晶体管的工作机理进行分析的基础上，推出 PN 结型晶体管，美国西方电器公司将其用于助听器，仅此而已。然而，具有远见卓识的索尼公司老总盛田昭夫和井深，却超越当下的功用，用未来的眼光敏锐地预见到晶体管的意义重大，将会给世界微电子工业带来一场革命。他们力排众议，在 1953 年以 2.5 万美元买下生产晶体管的专利。经过多次试验，索尼公司于 1957 年成功地研制出世界上第一台能装在衣袋里的袖珍式晶体管收音机，首批生产的 200 万台"索尼"收音机，一投放市场，就出现爆炸性的销售效果。索尼公司由此而名扬全球，甚至就此带动了日本的微电子工业在世界上独领风骚数十年。

显而易见，纵向思维法是纵观事物的历史，立足于事物目前的状态，展望事物发展的思维方法，纵向思维常常能够化虚为实，导致事物的质变，进而在事物发展史上呈现出不同的发展阶段。加强纵深思维的训练，有助于思维能力的提高，有助于养成"深入分析问题""透过现象看本质"的良好思维习惯。

系统思维：学会从整体上去把握事物

系统思维也叫整体思维，是人们用系统眼光从结构与功能的角度重新审视多样化的世界。

系统是由相互作用、相互联系的若干组成部分结合而成的，是具有特定功能的有机整体。系统思维的核心就是利用前人已有的创造成果进行综合，这种综合，如果出现了前所未有的新奇效果，当然就成了更新的创造。从某种意义上说，发明创造就是一门综合艺术。

整体思维是创造发明的基础，大量存在于我们的生活之中，有材料组合、方法组合、功能组合、单元组合等多种形式。徐悲鸿大师的名作《奔马》，运笔狂放、栩栩如生，既有中国水墨画的写意传统，又有西洋油画的透视精髓，是中国画和油画技法的组合。我们买来的一件件成衣，是衣料、线、扣子等的组合。钢筋混凝土是钢筋和水泥的组合体。集团公司的产生、股份制的形成、连锁店的出现，都是综合的结晶。

系统思维是"看见整体"的一项修炼，是一种思维框架，能让我们看到相互关联的非单一的事情，看见渐渐变化的形态而非瞬间即逝的一幕。这种思维方法可以使我们敏锐地预见到事物整体的微妙变化，从而对这种变化制定出相应的对策。

美国人民航空公司在营运状况仍然良好的时候，麻省理工学院系统动力学教授约翰·史德门就预言其必然倒闭，果然不出其所料，两年后这家公司就倒闭了。史德门教授并没有很多精确的数据，他只是运用了系统思考法对人民航空公司的"内部结构"进行了观察，发现这个公司组织内部一些因果关系还未"搭配"好，而公司的发展又太快了，当系统运作得越有效率，环扣得越紧，就越容易出问题，走错一步，满盘皆输。史德门之所以能够看出问题的本质，是因为他运用了整体动态思考方法，透过现象看到了问题的本质。

系统思维法是一种将各要素之间点对点的关系整合成系统关系的方法。在一般人的眼中，也许甲和乙是没有关系的独立个体，但是以系统思维法去考察，却能够发现，这两者是息息相关的有机整体，那么，处理问题时就要将甲和乙全部纳入考虑范畴了，就像下面的这个故事一样。

一次，"酒店大王"希尔顿在盖一座酒店时，突然出现资金困难，工程无法继续下去。在没有任何办法的情况下，他突然心生一计，找到那位卖地皮给自己的商人，告知自己没钱盖房子了。地产商漫不经心地说："那就停工吧，等有钱时再盖。"

希尔顿回答："这我知道。但是，假如一直拖延着不盖，恐怕受损失的不止我一个，说不定你的损失比我的还大。"

地产商十分不解。希尔顿接着说："你知道，自从我买你的地皮盖房子以来，周围的地价已经涨了不少。如果我的房子停工不建，你的这些地皮的价格就会大受影响。如果有人宣传一下，说我这房子不往下盖，是因为地方不好，准备另迁新址，恐怕你的地皮更是卖不上价了。"

"那你想怎么办？"

"很简单，你将房子盖好再卖给我。我当然要给你钱，但不是现在给你，而是从营业后的利润中，分期返还。"

虽然地产商极不情愿，但仔细考虑，觉得他说得也在理，何况，他对希尔顿的经营才能还是很佩服的，相信他早晚会还这笔钱，便答应了他的要求。

在很多人眼里，这本来是一件完全不可能做到的事，自己买地皮建房，但是出钱建房的，却不是自己，而是卖地皮给自己的地产商，而且"买"的时候还不给钱，而是用以后的营业利润还。但是希尔顿做到了。

为何希尔顿能够创造这种常人不可思议的奇迹呢？

就在于他妙用了一种智慧——系统智慧。其中最根本的一条，是他把握了自己与对方不只是一种简单的地皮买卖关系，更是一个系统关系——他们处于一损俱损、一荣俱荣的利益共同系统中。

从上面的例子我们也可以看出：在系统思维中，整体与要素的关系是辩证统一的。整体离不开要素，但要素只有在整体中才成其为要素。从其性能、地位和作用看，整体起着主导、统帅的作用。因此，我们观察和处理问题时，必须着眼于事物的整体，把整体的功能和效益作为我们认识和解决问题的出发点和归宿。

类比思维：比较是发现伟大的源泉

类比思维法就是根据两个对象在一系列属性上相同或相似，由其中一个对象具有某种其他属性，推测另一个对象也具有这种其他属性的思维方法。它具有多种表现形式，我们常用的为直接类比法、间接类比法、形状类比法、功能类比法等。由这种方法所得出的结论，虽然不一定很可靠、精确，但富有创造性，往往能将人们带入完全陌生的领域，给予许多启发。

类比思维在创新和解决问题时，具有很大的指引作用，得到了思想家、科学家们的高度评价。

天文学家开普勒说："类比是我最可靠的老师。"

哲学家康德说："每当理智缺乏可靠论证的思路时，类比这个方法往往能指引我们前进。"

现代社会，随着日常创造的增加，类比的作用尤其得到重视。如日本学者大鹿让认为："创造联想的心理机制首先是类比……即使人们已经了解到了创造的心理过程，也不可从外面进入类似的心理状态……因此，为了给创造活动创造一个良好的心理状态，得采用一个特殊的方法，就是使用类比。"

瑞士著名的科学家阿·皮卡尔就运用类比法发明创造了世界上第一只自由行动的深潜器。

皮卡尔是位研究大气平流层的专家，他设计的平流层气球，曾飞到 1.569 万米的高空。后来他又把兴趣转到了海洋，研究海洋深潜器。尽管海和天完全不同，但水和空气都是流体，因此，皮卡尔在研究海洋深潜器时，首先就想到利用平流层气球的原理来改进深潜器。

在这以前的深潜器，既不能自行浮出水面，又不能在海底自由行动，而且还要靠钢缆吊入水中。这样，潜水深度将受钢缆强度的限制，钢缆越长，自身重量就越大，也就容易断裂，所以过去的深潜器一直无法突破 2000 米大关。

皮卡尔由平流层气球联想到海洋深潜器。平流层气球由两部分组成：充满比空气轻的气体的气球和吊在气球下面的载人舱。利用气球的浮力，使载人舱升上高空，如果在深潜器上加一只浮筒，不也就像一只"气球"一样可以在海水中自行上浮了吗？

皮卡尔和他的儿子设计了一只由钢制潜水球和外形像船一样的浮筒组成的深潜器，在浮筒中充满比海水轻的汽油，为深潜器增加浮力，同时，又在潜水球中放入铁砂作为压舱物，使深潜器沉入海底。如果深潜器要浮上来，只要将压舱的铁砂抛入海中，就可借助浮筒的浮力升至海上。再配上动力，深潜器就可以在任何深度的海洋中自由行动。这样就不需要拖上一根钢缆了。第一次试验，就下潜到 1380 米深的海底，后来又下潜到 4042 米深的海底。皮卡尔父子设计的另一艘深潜器理雅斯特号下潜到世界上最深的洋底——1.09168 万米，成为世界上潜得最深的深潜器，皮卡尔父子也因此获得了"上天入海的科学家"

的美名。

类比思维法在运用时就要寻找事物的相似点，并且要对"相似性"保持敏感，以达到触类旁通的目的。

医生常用的听诊器的发明就源于类比思维的运用。

一个星期天，法国著名医生雷内克瓦带着女儿到公园玩。女儿要求爸爸跟她玩跷跷板，他答应了。玩了一会儿，医生觉得有点累，就将半边脸贴在跷跷板的一端，假装睡着了。女儿见父亲的样子，觉得十分开心。突然，医生听到一声清脆的响声。睁眼一看，原来是女儿用小木棒在敲跷跷板的另一端。这一现象，立即使医生联想到自己在诊察中遇到的一个问题：当时医生听诊，采用的方式是将耳朵直接贴在患者有病部位，既不方便也不科学。医生想：既然敲跷跷板的一端，另一端就能清晰听到，那么，是不是也可以通过某样东西，使病人身体某个部位的声响让医生能够清楚地听见呢？

雷内克瓦用硬纸卷了一个长喇叭筒，大的一头靠在病人胸口，小的一端塞在自己耳朵里，结果听到的心音十分清楚。世界上的第一个听诊器就这样产生了。后来，他又用木料代替了硬纸做成了单耳式的木制听诊器，后人又在此基础上研制了现代广泛应用的双耳听诊器。

类比思维法是解决问题的一种常用策略，它教我们运用已有的知识、经验，将陌生的、不熟悉的问题与已经解决的熟悉的问题或其他相似事物进行类比，从而解决问题。

联想思维：风马牛有时也相及

相传古时有一位皇帝曾以"深山藏古寺"为题，招集天下画匠作画。最后选了3幅画。第一幅画在万木丛中显露出古寺一角，第二幅画在景色秀丽的半山腰伸出了一条幡，第三幅画只见一个老和尚从山下溪边挑水，沿着山路缓缓而上，而远处只见一片山林，根本无从寻觅寺庙踪迹。

皇帝找大臣合议后最终选了第三幅画。为什么要选第三幅画呢？因为"深山藏古寺"的画题虽然看似简单，但包含一个"深"和一个"藏"字，这就需要画家去思考，看如何将这两个意思体现出来。第一幅画太露，"万木丛中显露出古寺一角"，体现不出"深""藏"的意思；第二幅似乎好一些，但一条幡仍然点明此处是一座庙宇，只不过给树丛包围，一下子看不到其全貌而已，仍然达不到"深""藏"的要求；第三幅画，以老和尚挑水，体现老和尚来自"古寺"，而老和尚所要归去之处，即寺庙"只在此山中，云深不知处"，足以见此"古寺"藏在深山中。看到此画的人莫不惊叹作者巧妙的构思和奇特的想象，而这幅画也当之无愧地独占鳌头。

这个故事能给我们思想上什么启发呢？最大的启发是第三幅画的作者在构思这幅画时运用了丰富的联想，使人从"和尚"自然联想到"寺庙"，从"老和尚"再进一步联想到这座寺庙年代已经很久远了，是座"古寺"，从老和尚挑水沿着山路缓缓而上，而远处只见一片山林不见寺庙，联想到这座"古寺"被深深地藏在山中。

正因为该画的作者运用了意味无穷的联想思维，才使见到此画的人为其巧妙的构思和画的意境所折服。

那么，什么是联想思维呢？

联想思维是指人们在头脑中将一种事物的形象与另一种事物的形象联系起来，探索它们之间共同的或类似的规律，从而解决问题的思维方法。它的主要表现形式有连锁联想法、相似联想法、相关联想法、对比联想法、即时联想法等。

联想的妙处就在于使我们可以从一而知三。运用联想思维，由"速度"这个概念，我们的头脑中会闪现出呼啸而过的飞机、奔驰的列车、自由落体的重物等。

联想是心理活动的基本形式之一。联想与一般的自由想象不同，它是由表象概念之间的联系而达到想象的。因此，联想的过程有逻辑的必然性。

相传古时有人经营了一家旅馆，由于经营不善濒临倒闭。正好阿凡提经过这里，就向旅馆老板献策：将旅馆周围进行重新装饰。到了夏日，将墙面涂成绿色；到了冬日，再将墙面饰成粉红色。旅馆老板按阿凡提所说的做了之后，果然很是吸引顾客，生意渐渐兴隆起来。其中的奥秘在哪儿呢？

原来，阿凡提运用的是人们的联想思维。让一种感觉引起另一种感觉。这种心理现象实际上是感觉相互作用的结果。

上述事例就是通过改变颜色，使不同颜色产生不同的心理效果，从而起到吸引顾客的作用。一般认为绿色、青色和蓝色等颜色能使人联想到蓝天和大海，使人产生清凉的感觉，这些颜色称为冷色。而红色、橙色和黄色等颜色能使人联想到阳光和火焰而产生温暖的感觉，这些颜色称为暖色。

联想是创意产生的基础，在创意设计中起催化剂和导火索的作用，联想越广阔、越丰富，就越富有创造能力。许多的发明创造就是在联想思维的作用下产生的。

春秋时期有一位能工巧匠鲁班，有一次他上山伐木时，手被路旁的一株野草划破，鲜血直流。

为什么野草能划破皮肉呢？他仔细观察了那株野草之后，发现其叶片的两边长有许多小细齿。他想，如果用铁条做成带小齿的工具，是否也可将树锯断呢？

依着这个思路往下走，锯子被发明出来了。

鲁班由草叶上的小细齿联想到砍伐工具，为建筑工程提供了便利。无独有偶，小提琴的产生也源于一个人的联想思维。

1000多年前，埃及有位音乐家名叫莫可里，一个盛夏的早晨，他在尼罗河边悠闲地散步。偶然间，他的脚踢到一个什么东西，发出一声悦耳的声响。他拾起来一看，原来是一个乌龟壳。莫可里拿着乌龟壳兴冲冲地回到家里，再三端详，反复思索，不断试验，终于根据龟壳内的空气振动而发声的原理，制出了世界上第一把小提琴。莫可里从乌龟壳发出的声音联想到了乐器。正是由于联想思维的运用，从而造就了当今世界上无数人为之陶醉与享受的西洋名乐乐器。

如果不运用联想思维，是很难从草叶、乌龟壳产生灵感创造出锯子和小提琴的。但是，联想思维能力不是天生的，它需要以知识和生活经验、工作经验为基础。基础打好了，就能"厚积而薄发"，联想也随之"思如泉涌"。

U形思维：两点之间最短距离未必是直线

国际体育比赛中曾发生过这样一件事，在一次保加利亚队（以下简称保队）和捷克斯洛伐克队的篮球比赛中，离比赛结束还剩下8秒钟的时候，保队仅领先一个球。按照规定，保队在这一场球赛中，必须至少赢3个球才能不被淘汰。这时，保队的一个队员突然向本方的篮内投入一个球。双方的队员和场外的观众一下子都愣了，不知这是怎么回事。过了好一会儿，大家才明白过来，并报以热烈的掌声。

这位保队队员为什么要向本方的球篮投进一个球？他是怎么想的呢？

他的思考过程大致说来是这样的：保队要想不被淘汰，必须再赢两个球，要有可能再赢两个球，就得延长比赛时间，要延长比赛时间，就要在终场时把比分拉平，要在终场时把比分拉平，那就只有现在向本方篮内投进一个球。

果然，保队这个队员刚一投进这个球，裁判就宣布进行加时比赛。在随后的比赛中，保队士气高涨，轻松拿下 3 个球，赢得了比赛的胜利。

这位保加利亚队队员运用的思维方式就是 U 形思维法，是一种以退为进的迂回策略。

U 形思维法指的是在解决某个问题的思考活动遇到了难以消除的障碍时，可谋求避开或越过障碍而解决问题的思维方法，这是创造者常常用到的一个方法，对于发明创新和解决问题有很强的启发作用。

1943 年 2 月，希特勒调集 4 个德国师、1 个意大利师的联合特种部队以及南斯拉夫的傀儡军队，集中围攻铁托领导的南斯拉夫西波斯尼亚和中波斯尼亚解放区，企图消灭铁托率领的这支民族解放部队。

为粉碎纳粹的阴谋，铁托率领由 4 个师组成的突击队，并掩护 4000 名伤员，向东南方向突围，转移到门的哥罗地区。全军在铁托的领导下尽力牵制德军的力量。而转移行动成功的关键，是必须安全渡过涅列特瓦河。铁托的突击部队被德军堵在河的左岸，对岸的阻击火力很猛，而且敌军部队正加紧对铁托部队进行包围。

为尽快过河，突击部队几次向桥头发起攻击，但都被德军的密集火力击退，形势十分危急。这时，铁托一反常规果断命令："炸桥！"突击队员在桥头埋下炸药，"轰"的一声巨响，大桥塌了一段。

也许你会产生疑问，铁托的部队不是要过桥吗？为什么自己反倒把桥炸了？

原来，铁托的做法是为了迷惑敌人，炸桥后，铁托命令部队迅速撤退。德军这时似乎恍然大悟，以为铁托的部队不是要过河，而是要在河的左岸进行活动，所以才炸掉大桥，以阻止德军过河进攻。德军连忙转到下游的渡口过河追赶突击队。看到德军上当后，铁托命令突击队突然神速折回桥头。这时，德军只顾追击铁托的部队，河对岸已没有一个德军把守。突击队挖好工事，建立桥头阵地，做好阻击德军的准备。同时，铁托命令突击队以最快的速度，借助原来的旧桥墩，连夜在断桥处搭起一座简便的吊桥，将坦克、大炮等重武器丢到河里，人员携带轻便武器，扶着轻伤员，抬着重伤员，闪电般地渡过涅列特瓦河，进入门的哥罗地区。当德军发现被狂轰滥炸的山谷空空如也，根本不见铁托部队踪影时，才恍然大悟：突击部队先炸桥，是为了转移视线、迷惑他们，掩盖过桥的真实意图，使德军判断失误；然后又佯装撤离，采用调虎离山之计诱敌上当，当德军中计离开大桥后，突击部队就可以从容不迫地搭桥过河。

可是，此时的醒悟已经晚了，当突击部队过河后，铁托便命令把大桥全部炸掉，彻底阻止了德军的追击。

胜敌自有妙计，强攻不如智取。将在智而不在勇。军事谋略创新始终是指挥员的第一职责。铁托的高明之处就在于他运用了 U 形思维，让思维来一个 180 度的大转弯，并以这种 U 形思维为基础巧施连环计：先炸桥——后搭桥——再过桥——最后再炸桥。

U 形思维中的退并不是真正的软弱、败退，而是一种迂回的策略，"退"是为了下一步的"进"，退一小步，是为了能进一大步。这才是 U 形思维的真谛。

辩证思维：真理就住在谬误的隔壁

有一天，苏格拉底遇到一个年轻人正在向众人宣讲"美德"。苏格拉底就向年轻人请教："请问，什么是美德？"

年轻人不屑地看着苏格拉底说："不偷盗、不欺骗等品德就是美德啊！"

苏格拉底又问："不偷盗就是美德吗？"

年轻人肯定地回答："那当然了，偷盗肯定是一种恶德。"

苏格拉底不紧不慢地说："我在军队当兵，有一次，接受指挥官的命令深夜潜入敌人的营地，把他们的兵力部署图偷了出来。请问，我这种行为是美德还是恶德？"

年轻人犹豫了一下，辩解道："偷盗敌人的东西当然是美德，我说的不偷盗是指不偷盗朋友的东西。偷盗朋友的东西就是恶德！"

苏格拉底又问："又有一次，我一个好朋友遭到了天灾人祸的双重打击，对生活失去了希望。他买了一把尖刀藏在枕头底下，准备在夜里用它结束自己的生命。我知道后，便在傍晚时分溜进他的卧室，把他的尖刀偷了出来，使他免于一死。请问，我这种行为是美德还是恶德啊？"

年轻人仔细想了想，觉得这也不是恶德。这时候，年轻人很惭愧，他恭恭敬敬地向苏格拉底请教什么是美德。

苏格拉底对年轻人的反驳运用的就是辩证思维。辩证思维是指以变化发展视角认识事物的思维方式，通常被认为是与逻辑思维相对立的一种思维方式。在逻辑思维中，事物一般是"非此即彼""非真即假"，而在辩证思维中，事物可以在同一时间里"亦此亦彼""亦真亦假"而无碍思维活动的正常进行。

谈到辩证思维，我们不能不提到矛盾。正因为矛盾的普遍存在，才需要我们以变化、发展、联系的眼光看问题。就像苏格拉底能从年轻人给出的美德的定义中找到诸多矛盾，就是因为年轻人忽视了辩证思维，或者他并不懂得应该辩证地看待事物。

我们的生活无处不存在矛盾，也就无处不需要辩证思维的运用。

从下面的故事中你也许可以体会出矛盾的普遍性，以及辩证思维的奇妙之处。

从前有一个老和尚，在房中无事闲坐着，身后站着一个小和尚。门外有甲、乙两个和尚争论一个问题，双方争执不下。一会儿甲和尚气冲冲地跑进房来，对老和尚说："师父，我说的这个道理，是应该如此这般的，可是乙却说我说得不对，您看我说得对还是他说得对？"老和尚对甲和尚说："你说得对！"甲和尚很高兴地出去了。过了几分钟，乙和尚气愤愤地跑进房来，他质问老和尚说："师父，刚才甲和我辩论，他的见解根本错误，我是根据佛经上说的，我的意思是如此这般，您说是我说得对呢？还是他说得对？"老和尚说："你说得对！"乙和尚也欢天喜地地出去了。乙走后，站在老和尚身后的小和尚，悄悄地在老和尚耳边说："师父，他俩争论一个问题，要么就是甲对，要么就是乙对，甲如对，乙就不对；乙如对，甲就肯定错啦！您怎么可以向两个人都说对呢？"老和尚掉过头来，对小和尚望了一望，说："你也对！"

故事中的主人公并非是非不分，而是甲、乙和尚从不同角度对问题的理解都是正确的。这也说明了我们的生活中许多事物并不只存在一个正确答案，若尝试用辩证思维去思考，往往会看到问题的不同维度，也就会得到许多不同的见解，而不致视角产生偏颇。

逻辑思维：透过现象看本质

逻辑思维又称抽象思维，是人们在认识过程中借助于概念、判断、推理反映现实的一种思维方法。在逻辑思维中，要用到概念、判断、推理等思维形式和比较、分析、综合、抽象、概括等方法。它的主要表现形式为演绎推理、回溯推理与辏合显同法。运用逻辑思维，可以帮助我们透过现象看本质。

有这样一则故事，从中我们可以体会到运用逻辑思维的力量。

美国有一位工程师和一位逻辑学家是无话不谈的好友。一次，两人相约赴埃及参观著名的金字塔。到埃及后，有一天，逻辑学家住进宾馆，仍然照常写自己的旅行日记，而工程师则独自徜徉在街头，忽然耳边传来一位老妇人的叫卖声："卖猫啦，卖猫啦！"

工程师一看，在老妇人身旁放着一只黑色的玩具猫，标价500美元。这位妇人解释说，这只玩具猫是祖传宝物，因孙子病重，不得已才出售，以换取治疗费。工程师用手一举猫，发现猫身很重，看起来似乎是用黑铁铸就的。不过，那一对猫眼则是珍珠镶的。

于是，工程师就对那位老妇人说："我给你300美元，只买下两只猫眼吧。"

老妇人一算，觉得行，就同意了。工程师高高兴兴地回到了宾馆，对逻辑学家说："我只花了300美元竟然买下两颗硕大的珍珠。"

逻辑学家一看这两颗大珍珠，少说也值上千美元，忙问朋友是怎么一回事。当工程师讲完缘由，逻辑学家忙问："那位妇人是否还在原处？"

工程师回答说："她还坐在那里，想卖掉那只没有眼珠的黑铁猫。"

逻辑学家听后，忙跑到街上，给了老妇人200美元，把猫买了回来。

工程师见后，嘲笑道："你呀，花200美元买个没眼珠的黑铁猫。"

逻辑学家却不声不响地坐下来摆弄这只铁猫。突然，他灵机一动，用小刀刮铁猫的脚，当黑漆脱落后，露出的是黄灿灿的一道金色印迹。他高兴地大叫起来："正如我所想，这猫是纯金的。"

原来，当年铸造这只金猫的主人，怕金身暴露，便将猫身用黑漆漆过，俨然一只铁猫。对此，工程师十分后悔。此时，逻辑学家转过来嘲笑他说："你虽然知识很渊博，可就是缺乏一种思维的艺术，分析和判断事情不全面、不深入。你应该好好想一想，猫的眼珠既然是珍珠做成，那猫的全身会是不值钱的黑铁所铸吗？"

猫的眼珠是珍珠做成的，那么猫身就很有可能是更贵重的材料制成的。这就是逻辑思维的运用。故事中的逻辑学家巧妙地抓住了猫眼与猫身之间存在的内在逻辑性，得到了比工程师更高的收益。

我们知道，事物之间都是有联系的，而寻求这种内在的联系，以达到透过现象看本质的目的，则需要缜密的逻辑思维来帮助。

有时，事物的真相像隐匿于汪洋之下的冰山，我们看到的只是冰山的一角。善于运用逻辑思维的人能做到察于"青苹之末"，抓住线索"顺藤摸瓜"探寻到海平面下面的冰山全貌。

形象思维：抽象的东西可以形象化

一次，一位不知相对论为何物的年轻人向爱因斯坦请教相对论。

相对论是爱因斯坦创立的既高深又抽象的物理理论，要在几分钟内让一个门外汉弄懂什么是相对论，简直比登天还难。

然而爱因斯坦却用十分简洁、形象的话语对深奥的相对论做出了解释：

"比方说，你同最亲爱的人在一起聊天，一个钟头过去了，你只觉得过了5分钟；可如果让你一个人在大热天孤单地坐在炽热的火炉旁，5分钟就好像一个小时。这就是相对论！"

在这里，爱因斯坦所运用的就是形象思维。

形象思维又称右脑思维，主要是用直观形象和表象解决问题的思维。

当我们碰到较难说清的问题时，如能像爱因斯坦那样利用形象思维打一个比方，或画一个示意图，对方往往会豁然开朗。教师在给学生上课时，如果能借助形象化的语言、图形、演示实验、模型、标本等，往往能使抽象的科学道理、枯燥的数学公式等变得通俗易懂。甚至在政治思想教育中，我们如能借助于文学艺术等特殊手段，进行形象化教育，使简单的说教贯穿于生动活泼的文化娱乐之中，常常也能收到事半功倍的效果。

著名哲学家艾赫尔别格曾经对人类的发展速度有过一个形象生动的比喻。他认为，在到达最后1千米之前的漫长的征途中，人类一直是沿着十分艰难崎岖的道路前进的，穿过了荒野，穿过了原始森林，但对周围的世界万物茫然一无所知，只是在即将到达最后1千米的时候，人类才看到了原始时代的工具和史前穴居时代创作的绘画。当开始最后1千米的赛程时，人类才看到难以识别的文字，看到农业社会的特征，看到人类文明刚刚透过来的几缕曙光。离终点200米的时候，人类在铺着石板的道路上穿过了古罗马雄浑的城堡。离终点还有100米的时候，在跑道的一边是欧洲中世纪城市的神圣建筑，另一边是四大发明的繁荣场所。离终点50米的时候，人类看见了一个人，他用创造者特有的充满智慧和洞察力的眼光注视着这场赛跑——他就是达·芬奇。剩下最后5米了，在这最后冲刺中，人类看到了惊人的奇迹，电灯光亮照耀着夜间的大道，机器轰鸣，汽车和飞机疾驰而过，摄影记者和电视记者的聚光灯使胜利的赛跑运动员眼花缭乱……

在这里，艾赫尔别格正是运用了形象思维，将漫长的人类历史栩栩如生地展现在人们的面前。

我们都有过这样的体会：在学习几何时，往往头脑中有一个确切的形象，或是矩形，或是三角形，或是圆形，之后在头脑中对该形象进行各种各样的处理，就好像一切都是展现在我们的面前一样。再比如，学习物理中的电流、电阻时，头脑中显现的是水在管道中流动的景象，顿时，看不见的电流、电阻变得形象生动起来，理解起来也容易得多了。这就是形象思维在学习中应用的一个小片段。

形象思维还可以用于发明创造，使发明的过程变得简单明了。

田熊常吉原是一位木材商，文化水平很低，可他却运用丰富的形象思维改进了锅炉。

田熊常吉原首先将锅炉系统简化成"锅系统"和"炉系统"，锅系统包括集水器、循环水管、汽包等，主要功能是尽可能多地吸热，保证冷热水循环；炉系统包括燃烧炉排风机、鼓风机、烟道等，主要功能是给"锅系统"供热，减少热损失。简言之，锅炉的要素就是燃烧供热和水循环。田熊常吉原想，人体具有燃烧供热和血液循环这两大要素，人体不就是一个热效率很高的锅炉系统吗？

于是田熊常吉原马上画出了一张人体血液循环图和一张锅炉的结构模型，将两者进行比较后，田熊常吉原发现，心脏相当于汽包，瓣膜相当于集水器，动脉相当于降水管，静脉相当于水管群，毛细血管与水包相似。据此，他构思出了新型锅炉的结构方案，锅炉经过田熊常吉原的方案进行改造后，热效率果然大大提高了。

形象思维使我们的头脑充满了生动的画面，为我们展现了一个更为丰富多彩的世界，是需要我们学习、掌握的一种必备的思维方法。

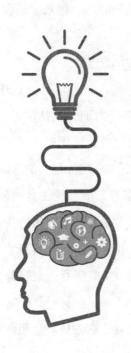

第五章

思维导图激活大脑潜能，
指数级提升自我竞争力

揭开思维导图的神秘面纱

思维导图是由世界著名的英国学者东尼·博赞发明。思维导图又叫心智图，是把我们大脑中的想法用彩色的笔画在纸上。它把传统的语言智能、数字智能和创造智能结合起来，是表达发散性思维的有效图形思维工具。

思维导图自一面世，即引起了巨大的轰动。

作为 21 世纪全球革命性思维工具、学习工具、管理工具，思维导图已经应用于生活和工作的各个方面，包括学习、写作、沟通、家庭、教育、演讲、管理、会议等，运用思维导图带来的学习能力和清晰的思维方式已经成功改变了 2.5 亿人的思维习惯。

英国人东尼·博赞作为"瑞士军刀"般思维工具的创始人，因为发明"思维导图"这一简单便捷的思维工具，被誉为"智力魔法师"和"世界大脑先生"，闻名世界。作为大脑和学习方面的世界超级作家，东尼·博赞出版了 80 多部专著或合著，系列图书销售量已达到 1000 万册。

思维导图是一种革命性的学习工具，它的核心思想就是把形象思维与抽象思维很好地结合起来，让人的左右脑同时运作，将思维痕迹在纸上用图画和线条形成发散性的结构，极大地提高人的智力技能和智慧水准。

在这里，我们不仅是介绍一个概念，更要阐述一种最有效、最神奇的学习方法。不仅如此，我们还要推广它的使用范围，让它的神奇效果惠及每一个人。

思维导图应用得越广泛，对人类乃至整个宇宙产生的影响就越大。

而你在接触这个新知识的时候会收获一种激动和伟大发现的感觉。

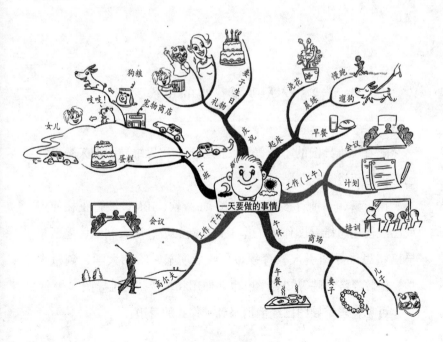

思维导图用起来特别简单。比如，你今天一天的打算，你所要做的每一件事，我们可以用一张从图中心发散出来的每个分支代表今天需要做的不同事情。

简单地说，思维导图所要做的工作就是更加有效地将信息"放入"你的大脑，或者将信息从你的大脑中"取出来"。

思维导图能够按照大脑本身的规律进行工作，启发我们抛弃传统的线性思维模式，改用发散性的联想思维思考问题；帮助我们做出选择、组织自己的思想、组织别人的思想，进行创造性的思维和脑力风暴，改善记忆和想象力等；思维导图通过画图的方式，充分地开发左脑和右脑，帮助我们释放出巨大的大脑潜能。

让 2.5 亿人受益一生的思维习惯

随着思维导图的不断普及，世界上使用思维导图的人数可能已经远远超过 2.5 亿人。

据了解，目前许多跨国公司，如微软、IBM、波音正在使用或已经使用思维导图作为工作工具；新加坡、澳大利亚、墨西哥早已将思维导图引入教育领域，收效明显，哈佛大学、剑桥大学、伦敦经济学院等知名学府也在使用和教授"思维导图"。

可见，思维导图已经悄悄来到了你我的身边。

我们之所以使用思维导图，是因为它可以帮助我们更好地解决实际中的问题，比如，在以下方面可以帮助你获取更多的创意。

（1）对你的思想进行梳理并使它逐渐清晰。

（2）以良好的成绩通过考试。

（3）更好地记忆。

（4）更高效、快速地学习。

（5）把学习变成"小菜一碟"。

（6）看到事物的"全景"。

（7）制订计划。

（8）表现出更强的创造力。

（9）节省时间。

（10）解决难题。

（11）集中注意力。

（12）更好地沟通交往。

（13）生存。

（14）节约纸张。

启动大脑的发散性思维

思维导图是发散性思维的表达，作为思维发展的新概念，发散性思维是思维导图最核心的表现。

比如下面这个事例。

在某个公司的活动中，公司老总和员工们做了一个游戏：

组织者把参加活动的人分成了若干个小组，每个小组选出一个小组长扮演"领导"的角色，不过，大家的台词只有一句，那就是要充满激情地说一句："太棒了！还有呢？"其余的人扮演员工，台词是："如果……有多好！"游戏的主题词设定为"马桶"。

当主持人宣布游戏开始的时候，大家出现了一阵习惯性的沉默，不一会儿，突然有人开口："如果马桶不用冲水，又没有臭味有多好！"

"领导"一听，激动地一拍大腿："太棒了！还有呢？"

另外一个员工接着说："如果坐在马桶上也不影响工作和娱乐有多好！"

又一位"领导"也马上伸出大拇指："太棒了！还有呢？"

"如果小孩在床上也能上马桶有多好！"

……

讨论进行得热火朝天，各人想法天马行空，出乎大家的意料。

这个公司管理人员对此进行了讨论，并认为有三种马桶可以尝试生产并投入市场：一种是能够自行处理，并能把废物转化成小体积密封肥料的马桶；一种是带书架或耳机的马桶；还有一种是带多个"终端"的马桶，即小孩老人都可以在床上方便，废物可以通过"网络"传到"主"马桶里。

这个游戏获得了巨大的成功，其中便得益于发散性思维的运用。

　　针对这个游戏，我们同样可以利用思维导图表示出来。

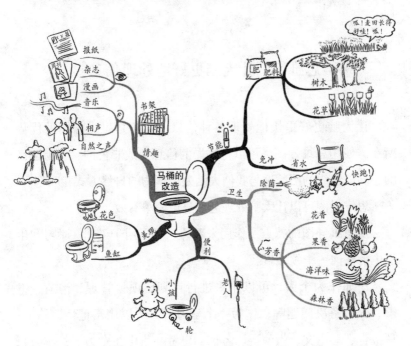

　　大脑作为发散性思维联想机器，思维导图就是发散性思维的外部表现，因为思维导图总是从一个中心点开始向四周发散的，其中的每个词语或者图像自身都成为一个子中心或者联想，整个合起来以一种无穷无尽的分支链的形式从中心向四周发散，或者归于一个共同的中心。

　　我们应该明白，发散性思维是一种自然和几乎自动的思维方式，人类所有的思维都是以这种方式发挥作用的。一个会发散性思维的大脑应该以一种发散性的形式来表达自我，它会反映自身思维过程的模式。给我们更多更大的帮助。

思维导图让大脑更好地处理信息

让大脑更好更快地处理各种信息，这正是思维导图的优势所在。使用思维导图，可以把枯燥的信息变成彩色的、容易记忆的、高度组织的图，这与我们大脑处理事物的自然方式相吻合。

思维导图可以让大脑处理起信息更简单有效。

从思维导图的特点及作用来看，它可以用于工作、学习和生活中的任何一个领域里。

比如作为个人，可以用来进行计划、项目管理、沟通、组织、分析解决问题等；作为一个学习者，可以用于记忆、笔记、写报告、写论文、做演讲、考试、思考、集中注意力等；作为职业人士，可以用于会议、培训、谈判、面试、掀起头脑风暴等。

利用思维导图来应对以上方面，都可以极大地提高效率，增强思考的有效性和准确性以及提升注意力和工作乐趣。

比如，我们谈到演讲。

起初，也许会怀疑，演讲也适合做思维导图吗？

没错！用不着担心思维导图无法使相关演讲信息顺利过渡。一旦思维导图完成，所需要的全部信息就都呈现出来了。

其实，我们需要做的只是决定各种信息的最终排列顺序。一幅好的思维导图将有多种可选性。最后确定后，思维导图的每个区域将涂上不同的颜色，并标上正确的顺序号。继而将它转化为写作或口头语言形式，将是很简单的事，只要圈出所需的主要区域，然后按各分支之间连接的逻辑关系，一点一点地进行就可以了。

按这种方式，无论多么烦琐的信息，多么艰难的问题都将被一一解决。

又比如，我们在组织活动或讨论会时需用的思维导图。

也许我们这次需要处理各种信息，解决很多方面的问题。当我们没有想到思维导图的时候，往往会让人陷入这样的局面：每个人都在听别人讲话，每个人也都在等别人讲话，目的只是等说话人讲完话后，有机会发表自己的观点。

在这种活动或讨论会上，或许会发生我们不愿看到的结果，比如，大家叽叽喳喳，没有提出我们期望的好点子，讨论来讨论去没有解决需要解决的问题，最后现场不仅没有一点秩序，而且时间也白白地浪费了。

这时，如果活动组织者运用思维导图的话，所有问题将迎刃而解。活动组织者可以在会议室中的黑板上，以思维导图的基本形式，写下讨论的中心议题及几个副主题。让与会者事先了解会议的内容，使他们有备而来。

组织者还可以在每个人陈述完看法之后，要求用关键词的形式，总结一下，并指出在这个思维导图上，观点从何而来、与主题思维导图的关联等。

这种使用思维导图方式的好处显而易见：

（1）可以准确地记录每个人的发言；

（2）保证信息的全面；

（3）各种观点都可以得到充分的展现；

（4）大家容易围绕主题和发言展开，不会跑题；

（5）活动结束后，每个人都可记录下思维导图，不会马上忘记。

这正是思维导图在处理大量信息面前的好处，在讨论会上，可以吸引每个人积极地参与目前的讨论，而不是仅仅关心最后的结论。

利用思维导图这种形式可以全面加强事物之间的内在联系，强化人们的记忆，使信息井然有序，为我所用。

在处理复杂信息时，思维导图是思维相互关系的外在"写照"，它能使大脑更清楚地"明确自我"，因而更能全面地提高思维技能，提高解决问题的效率。

怎样绘制思维导图

其实，绘制思维导图非常简单。思维导图就是一幅幅帮助人们了解并掌握大脑工作原理的使用说明书。

思维导图就是借助文字将想法"画"出来，因为这样才更容易记忆。

绘制过程中，我们要使用到颜色。因为思维导图在确定中央图像之后，有从中心发散出来的自然结构；它们都使用线条、符号、词汇和图像，遵循一套简单、基本、自然、易被大脑接受的规则。

颜色可以将一长串枯燥无味的信息变成丰富多彩的、便于记忆的、有高度组织性的图画，接近于大脑平时处理事物的方式。

"思维导图"绘制工具如下。

（1）一张白纸。

（2）彩色水笔和铅笔数支。

（3）大脑。

（4）想象！

这些就是最基本的工具，当然在绘制过程中，还可以拥有更适合自己习惯的绘图工具，比如成套的软芯笔，色彩明亮的涂色

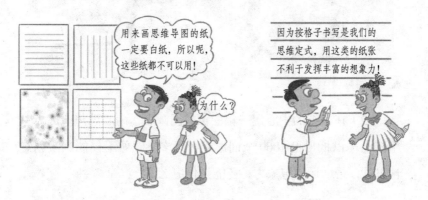

笔或者钢笔。

东尼·博赞给我们提供了绘制思维导图的7个步骤，具体如下。

（1）从一张白纸的中心画图，周围留出足够的空白。从中心开始画图，可以使思维向各个方向自由发散，能更自由、更自然地表达思想。

如图所示。

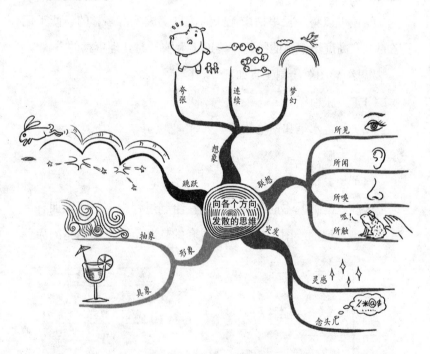

（2）在白纸的中心用一幅图像或图画表达中心思想。因为一幅图画可以抵得上1000个词汇或者更多，图像不仅能刺激创意性思维，帮助运用想象力，还能强化记忆。

（3）尽可能多地使用各种颜色。因为颜色和图像一样能让大脑兴奋。颜色能够给思维导图增添跳跃感和生命力，为创造性思维增添巨大的能量。此外，自由地使用颜色绘画本身也非常有趣！

（4）将中心图像和主要分支连接起来，然后把主要分支和二级分支连接起来，再把三级分支和二级分支连接起来，依次类推。

我们的大脑是通过联想来思维的。如果把分支连接起来，会更容易地理解和记住许多东西。把主要分支连接起来，同时也创建了思维的基本结构。

其实，这和自然界中大树的形状极为相似。树枝从主干生出，向四面八方发散。假如大树的主干和主要分支，或主要分支和更小的分支以及分支末梢之间有断裂，那么它就会出现问题！

（5）让思维导图的分支自然弯曲，不要画成一条直线。曲线永远是美的，因为大脑会对直线感到厌烦。美丽的曲线和分支，就像大树的枝杈一样更能吸引眼球。

（6）在每条线上使用一个关键词。所谓关键字，是表达核心意思的字或词，可以是名词或动词。关键字应该是具体的、有意义的，这样才有助于回忆。

单个的词语使思维导图更具有力量和灵活性。每个关键词就像大树的主要枝杈，然后繁殖出更多与它自己相关的、互相联系的一系列次级枝杈。

当使用单个关键词时，每一个词都更加自由，因此也更有助于新想法的产生。而短语和句子却容易扼杀这种火花。

（7）自始至终使用图形。思维导图上的每一个图形，就像中心图形一样，可以胜过千言万语。所以，如果在思维导图上画出了 10 个图形，那么就相当于记了数万字的笔记！

以上就是绘制思维导图的 7 个步骤，不过，以下还有几个技巧可供参考。

把纸张横放，使宽度变大。在纸的中心，画出能够代表心目中的主体形象的中心图像。再用水彩笔任意发挥思路。

先从图形中心开始画，标出一些向四周放射出来的粗线条。每一条线都代表主体思想，尽量使用不同的颜色区分。

在主要线条的每一个分支上，用大号字清楚地标上关键词，

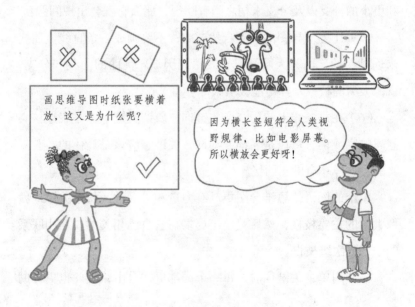

画思维导图时纸张要横着放，这又是为什么呢？

因为横长竖短符合人类视野规律，比如电影屏幕。所以横放会更好呀！

■ 脑力赋能 ■
拿来即用的高效用脑秘籍

当想到这个概念时，这些关键词立刻就会从大脑里跳出来。

运用想象力，不断改进思维导图。

在每一个关键词旁边，画一个能够代表它、解释它的图形。

用联想来扩展这幅思维导图。对于每一个关键词，每一个人都会想到更多的词。比如写下"橙子"这个词时，可以想到颜色、果汁、维生素 C 等。

根据联想到的事物，从每一个关键词上发散出更多的连线。连线的数量根据想象可以有无数个。

教你绘制一幅自己的思维导图

思维导图就是一幅帮助你了解并掌握大脑工作原理的使用说明书，并借助文字将你的想法"画"出来，便于记忆。

现在，让我们来绘制一幅"如何维护保养大脑"的思维导图。

你可以试着按以下步骤进行：

准备一张白纸（最好横放），在白纸的中心画出你的这张思维导图的主题或关键字。主题可以用关键字和图像（比如在这张纸的中心可以画上你的大脑）来表示。

用一幅图像或图画表达你的中心思想（比如你可以把你的大脑想象成蜘蛛网）。

使用多种颜色（比如用绿色表示营养部分、红色表示激励部分）。

连接中心图像和主要分支，然后再连接主要分支和二级分支，接着再连二级分支和三级分支，依次类推（比如"营养"是主要分支，"维生素""蛋白质"等是二级分支，"维生素 A""B 族维生素""卵磷脂"等是三级分支等）。

用曲线连接。每条线上注明一个关键词（比如"滋润""创造力"等）。

多使用一些图形。

好了，按照这几个步骤，这张思维导图你画好了吗？

下面就是编者绘制的一张"如何维护保养大脑"的思维导图，仅供大家参考。

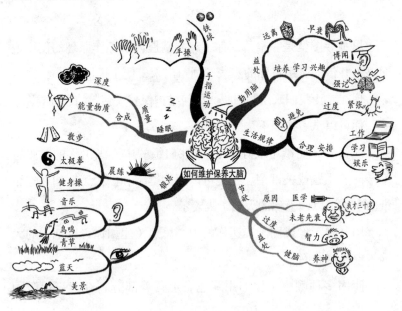

脑力赋能
拿来即用的高效用脑秘籍

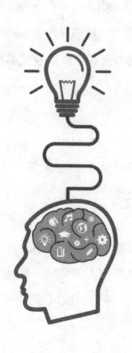

第六章

头脑风暴引发大脑海啸，让脑力在群体中激荡

何谓头脑风暴法

美国学者 A.F. 奥斯本提出了头脑风暴法。

头脑风暴法原指精神病患者头脑中短时间出现的思维紊乱现象，病人会产生大量的胡思乱想。奥斯本借用这个概念来比喻思维高度活跃，因打破常规的思维方式而产生大量创造性设想的状况。

头脑风暴的目的是激发人类大脑的创新思维以及能够产生出新的想法、新的观念。

讲到头脑风暴还要提到一个人，那就是英国的大文豪萧伯纳，他曾经就交换苹果的事情，提出如下理论：

假如两个人来交换苹果，那每个人得到的也就是一个苹果，并没有损失也没有收获，但是假如交换的是思想，那情况是绝对的不一样了。

假设两个人交换思想，两个人的脑子里装的可就是两个人的思想了。对于萧伯纳的理论，A.F. 奥斯本大表赞同。他认为，应该让人们的头脑来一次彻底性的革命，卷起一次风暴。

有这样一个案例。

美国的北方每年的冬天都是十分寒冷，尤其是进入 12 月之后，大雪纷飞。这对当地的通信设备影响严重，因为大雪经常会压断电线。

　　以往人们为了解决这一问题，都会想出各种各样的办法，但是没有一种能够成功，基本上都是刚开始有些效果，到最后还是没有办法战胜自然环境。

　　奥斯本是一家电信公司的经理，他为了能解决大雪经常性的阻断通信设备的数据传输，召开了一次全体职工的会议，目的就是想让大家开脑筋，畅所欲言，能够解决问题。

　　他要求大家首先要独立思考，参加会议的人员要解放自己的思想，不要考虑自己的想法是多么可笑抑或是完全行不通。

　　其次，大家发言之后，其他人不要去评论这个想法是好还是不好，发言的人只管自己发言，而评断想法值不值得借鉴的话，最后交给高层的组织者。

　　再次，发言者不要过多地考虑发言的质量，也就是自己提出来的想法到底有多大的可行性，这次会议的重点就是看谁说得多。

　　最后，就是要求发言的人能够将多个想法拼接成一个，优化资源，尽可能地想出一个效果最为突出的解决办法。

　　说完规定之后，参加会议的员工便积极地议论起来，大家纷纷出招。有的人说要是能够设计一种给电线用的清扫积雪的机器就好了。可是怎么才能爬到电线上去，难道是坐飞机拿着扫把扫吗？这种想法提出来之后，大家心里都觉得不切实际。

过了一会儿，又有人通过上面提出的坐飞机扫雪想到可不可以利用飞机飞行的原理，让飞机在电线的上空飞行，通过飞机的旋桨的震动，把电线上的积雪扫落下来。就这样，大家通过联想飞机除雪的点子，又接着发散思维想到用直升机等七八种新颖的想法。就这样仅仅一个小时的时间，参加会议的员工就想到九十多种解决的办法。

不久公司高层根据大家的想法找到了专家，利用类似于飞机震动的原理设计出了一种类似于"坐飞机扫雪"原理的除雪机，巧妙地解决了冬天积雪过厚，影响通信设备正常工作的问题，还很聪明地避开了采用电热或电磁那种研制时间长、费用高的方案。

从研发除雪机的案例可以看到，这种互相碰撞的能够激起脑袋中的关于创造性的"风暴"，也就是所谓的头脑风暴，英文是brainstorming。虽然其原意是精神病人的胡言乱语，但是通过奥斯本的引用和应用，得到了广泛的发展和实施。

中国有句古话说："三个臭皮匠，顶个诸葛亮"，对于那些天资一般的人，如果进行这样的互相补充，一样是可以做出不同凡响的成绩的。也正是奥斯本的头脑风暴的方法，从另外一个角度证明通过头脑风暴这种互相帮助、互相交流的形式，可以集思广益得到不同凡响的效果。

头脑风暴法按照不同的性质又可分成不同的类别。按照交流思想的形式可以分成智力激励法、默写式智力激励法、卡片式智力激励法等。

如果按照头脑风暴会议的处理形式分类的话，又可以分为直接和质疑的两种。前者是指在群体激发头脑思维的时候，仅仅考虑的是产生出更多更新颖的办法和想法，而不会去质疑或是否定某一个想法；而后者质疑的头脑风暴法，就是去之糟粕，取之精华，最终找到可行的方案办法。

说到分类，又不得不提出另外一个问题——如何解决群体思维。

群体思维是指在多数人商讨决策的时候，由于个人心理因素的问题，往往会产生大多数人同意某个决策而忽视了头脑风暴的本身。这样的话就会大大降低头脑风暴的创造力，同时也影响了决策的质量。

而头脑风暴法就是这样一个可以减轻群体心理弊端，从而达到提高决策质量的目的，保证了群体决策的创造性。

头脑风暴法的具体执行就是由相关的人员召开会议。在开会之前，与会的人员已经清楚本次的议题，同时告之相应的讨论规则。确保在相当轻松融洽的环境内进行。在过程中不要急于表达评论，使大家能够自由地谈论。

激发头脑风暴法的机理

头脑风暴作为一种新兴的思维方式，是如何发挥自己的优点，受到众人青睐的呢？通过奥斯本的研究发现，可以得出以下几个因素。

1. 环境因素

针对一个问题，往往在没有约束的条件下，大家会十分愿意说出自己的真实想法，并很热情地参与到大家的讨论中。而这种讨论通常是在十分轻松的环境下进行的。这样的话会最大限度发挥思维的创造性，得到很好的效果。

2. 链条反应

所谓的链条反应是指在会议进行的过程中，往往通过一个人的观点可以衍生出与之相关的多种甚至创新上更加出奇的想法。这是因为人类在遇到任何事物的时候，都会条件反射，联系到自身的情况进行联想式的发散思维。

3. 竞争情节

有时候，也会出现大家争先恐后的发言情况。那是因为在这种特定的环境下，由于大家的思想都十分的活跃，再加上有一种好胜心理的影响，每个人的心理活动的频率会十分高，而且内容也会相当的丰富。

4. 质疑心理

这是另外一个群众性的心理因素，简单地说就是赞同还是不赞同的问题，当某一个人的观念提出后，其他人在心理上有的是认同的，有的则是非常的不赞同。表现在情绪上无非是眼神和动作，而表现在行动上就是提出与之不同的想法。

头脑风暴法的操作程序

首先我们具体说一说如何利用头脑风暴法举行一次思想交流的会议。

1. 准备开始阶段

我们要确定此次会议的负责人，然后制定所要研究的议题是什么，抓住议题的关键。

与此同时要敲定参加会议的人员人数，5~10 人为最好。等确认好人数和议题之后，就可以选择会议的时间、场所。然后准备好会议的相关资料通知与会人员参加会议就可以了。

在会议开始阶段，不易上来就让大家开始讨论。这样的话，与会人员还未进入状态的情况下，讨论的效果不会很好，气氛也不会很融洽。所以我们先要暖场，和大家说一些轻松的话题，让彼此之间有些交流沟通，不会显得生分。

在大家逐渐进入状态后，就可以开始议题了。

此时，主持人要明确地告诉参加会议的人员，本次的议题是什么。

这段时间不要占用得太多，以简洁为主。因为过多地描述在一定程度上会干扰大脑的思考。

之后大家就可以开始讨论了。

在进行一段时间的讨论后，大家往往会有更多的关于议题的想法，但弊端是，有可能只是围绕着一个方向发散思维。这时主持人可以重新明确讨论议题，使大家在回味讨论的情况下重新出发，得到不同的方向。

2. 自由发言阶段

自由发言阶段也叫畅谈阶段。畅谈阶段的准则是不允许私下互相交流，不能评论别人的发言，简短发言等。在这种规定之下，主持人要发挥自己的能力，引导式地让大家进入一种自由的讨论状态。

此外要注意会议的记录。随着会议的结束，会议上提出的很多新颖的想法要怎么处理呢？

在会议结束的一两天内，主持人还要回访参加会议的人员，看是否还有更加新颖的想法之后整理会议记录等。然后根据解决方案的标准，对每一个问题进行识别，主要看是否有创新性、是否有可施行性进行筛选。经过多次的斟酌和评断，最后找到最佳方案。这里说的最佳方案往往是一个或多个想法的综合。

除了头脑风暴法之外。其实还有很多种类似于这样的优势组合，下面我们就来看另外几种头脑风暴法，即美国人卡尔·格雷高里创立的 7×7 法、日本人川田喜的 KJ 法、兰德公司创立的德尔菲法。

而这些方法主要有以下过程。

首先从组织上讲，参加的人员不要太多，5 ~ 10 人最好，而且参加者不要是同一专业或是同一部门的人员。

而这些与会的人员如何选定呢？不妨建立一个专家小组来进行选定，而这个专家小组不但负责挑选参加会议的人员还要监督会议。

选择参加人员的主要标准如下。

（1）如果彼此之间互相认识，不能有领导参加，不能有级别的压力。应选择从同一职别中选择。

（2）如果参加的人互相不认识，那就可以不用考虑同一职位了。但是在会议上不能够透露职位大小，因为这样也会造成与会人员的压力。

（3）对应不同的议题，要选择不同程度的人员。而专家组的人员最好是阅历比较丰富、层次比较高的人，因为这样的话，会保证决策结果的可行性高。

下面就具体谈谈专家人员的组成成分。

首先主持人应该是懂得方法论的人，这样会更好地调动会议气氛；参加会议的人员应该是涉及讨论议题领域的专家，这样针对性就会很强；后期分析创新思维的人，应该是专业领域更高级别的专家，他们会从非常专业角度来客观正确的分析这些想法。其次可以决策最终可执行方案的人，应该是具备更高的逻辑思维能力的专家。

为什么对于专家组的要求这么高呢？又为什么不同能力的专家负责不同的事情呢？

这是因为在头脑风暴的会议上，与会者大都是思维敏捷的人。他们往往在别人发言的时候，心里已经开始想到其他的设想了。所以在这种高频率的情况下，需要这种专家的参与，并且能够集大家之长，得到更好的决策。

说完专家组了，再谈谈头脑风暴会议的指挥——主持人。

主持人的要求应该是从他自身敏捷的思维说起。主持人不但要了解和熟悉头脑风暴的程序以及如何处理会议中出现的任何问题，还要能激发大家对议题的兴趣，懂得多用些询问的方法，让大家有种争分夺秒的感觉。

此外，主持人还要负责开场时的暖场，鼓励与会者的发言，引导参加会议的人员往更远更广的地方开始发散的思维，因为只有这样，方案出现的概率才会越大。

值得注意的是主持人的职责仅限于会议开始之初。

因为接下来更重要的工作就是如何记录，如果有条件的话应该准备录音笔，尽量不落下每个细节。

收集上来的想法和观点就可以通过分析组来进行系统化的处理。

系统化处理的流程如下。

（1）简化每一个想法，简言之就是总结出关键字进行列表。

（2）将每个设想用专业的术语标志出关键点。

（3）对于类似的想法，进行综合。

（4）规范出如何评价的标准。

（5）完成上面的步骤之后，重新做一次一览表。

3. 专家组质疑阶段

在统计归纳完成之后，就是要对提出的方案进行系统性的质疑加以完善。这是一个独立的程序。此程序分为三个阶段。

第一个阶段：将所有的提出的想法和设想拿出来，每一条都要有所质疑，并且要加上评论。怎么评论呢？就是根据事实的分析和质疑。值得提出的是，通常在这个过程中，会产生新的设想，主要就是因为设想无法实现，有限制因素。而新的议题就要有所针对地提出修改意见。

第二个阶段：和直接头脑风暴的原则一样，对每个设想编制一个评论意见的一览表。主持人再次强调此次议题的重点和内容，使参加者能够明白如何进行全面评论。对已有的思想不能提出肯定意见，即使觉得某设想十分可行也要有所质疑。

整个过程要一直进行到没有可质疑的问题为止，然后从中总结和归纳所有的评价和建议的可行设想。整个过程要注意记录。

第二个阶段：对上述所提出的意见再次进行删选，这个过程是十分重要的，因为在这个过程中，我们要重新考虑所有能够影响方案实施的限制因素，这些限制因素对于最终结果的产生是十分重要的。

分析组的组成人员应该是一些十分有能力而且判断力高的专家，因为假如有时候某些决策要在短时间内出来的话，这些专家就会派上很大的用处。

关于评价标准，我们先看个案例。

美国在制定科技规划中，曾经请过 50 名专家用头脑风暴的形式举行了为期两周的会议，而这些专家的主要任务就是对于事先提出的关于美国长期的科技规划提出些批评。最终得到的规划文件，其内容只是原先文件的 25% ~ 30%。由此可见经过一系列的分析和质疑，最后找到一组可行的方案，这就是头脑风暴排除折中的方法。

此外，值得我们注意的是，影响头脑风暴实施的因素还有时间、费用以及参与者的素质。

头脑风暴成功的关键是探讨方式以及放松心理压力等。要在一个公平公正的情况下，才能有无差别的交流，思想碰击也就更大了。

首先，与会者能够在一个公平公正的前提下进行交流，不要受任何因素的影响，从各个方面进行发散式的思维，可以大胆的发言。

其次，就是不要在现场就对提出的观点进行评论，也不要私自交流。要充分保证会议现场自由畅谈的状态，这样与会的人员才能够集中精力思考议题，能够得到更多的想法。

再次，不允许任何形式的评论，因为评论会抑制其他人的思维发散，从而影响整个会议的发展趋势。可能有些人会谦虚地表达自己的意思，但是一旦受到质疑，就会造成发言人的心理压力，得不到更多的提议了。

最后，就是在头脑风暴的会议上一定不要限制数量。本着多多益善的原则，在不评论的前提下都留到最后进行分析。这样数量越多，质量也就会提高，这是一个普遍的道理。

头脑风暴法活动注意事项

参与会议的人员需要注意以下事项。

（1）要对整个会议进行初步的设想，对于你要参加的议题要有所了解。不要觉得你的发言就能得到所有人的赞同。

（2）不要对参加会议的人员有个人情绪，对每个人的发言都要公平，不要以个人的原因而去质疑或是指责别人的想法。

（3）为了使与会者不受任何的影响，最好在一个十分干净的房间内举行会议，使大家不受外界因素的干扰。

（4）要对自己有心理暗示。你的提议不是没有用的，恰恰相反，也许正是你的提议成为最后的决案。

（5）假如你的提议没有被选中或是得不到别人的认同，也不要失落，不要去坚持。把它看作整个头脑风暴的原材料。

（6）在你思考了一段时间后，很有可能你的脑力已经坚持不住了。你可以选择出去散步，吃点东西等，缓解自己的这种压力，从而整理思绪重新参与到团队中来。

最后，要学会记笔记，因为有些细节很可能在你听的时候就遗漏掉了，所以用笔记录是十分重要的步骤。千万不要忽略了这一步。

　　以上即是进行头脑风暴法的注意事项，如果想使头脑风暴保持高的绩效，必须每个月进行不止一次头脑风暴。

　　头脑风暴思维法为我们提供了一种有效的就特定主题集中注意力与思想进行创造性沟通的方式，无论是对于学术主题探讨或日常事务的解决，都不失为一种可资借鉴的途径。

　　学会如何进行头脑风暴，可以帮助我们激发自身的创造力，把我们的最好的创意变成现实，并享受创新思维的无限乐趣，让生活更有意义。

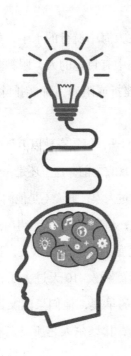

第七章

时间管理遵循大脑规律，

有效使用每一点脑力

别瞎忙，有一个明确的目标

美国著名出版家和作家阿尔伯特·哈伯德先生说过，如果你并不想从工作中获得什么，那么你只能在职业生涯的道路上漫无目的地漂流。

没有目标的人就如同没有罗盘在大海中航行的水手，如同没有指南针在荒野中徒步的探险家。心中有目标的人，眼神坚定地朝着一个方向，无论他们遇到什么挫折或阻碍，都能排除干扰，坚定前行。

比塞尔是西撒哈拉沙漠中的一颗明珠，每年有数以万计的旅游者到这儿游览参观。可是在肯·莱文发现它之前，这里还是一个封闭而落后的地方。这儿的人没有一个走出过大漠，据说不是他们不愿离开这块贫瘠的土地，而是尝试过很多次，却没有一个人走得出去。

肯·莱文当然不相信种说法。他雇了一个比塞尔人，让他带路。他们带了半个月的水，牵了两峰骆驼，10天过去了，他们走了大约八百英里的路程。第11天的早晨，他们果然又回到了比塞尔。这一次肯·莱文终于明白了，比塞尔人之所以走不出大漠，是因为他们根本就不认识北斗星。

在一望无际的沙漠里，一个人如果凭着感觉往前走，不认识北斗星，没有一个目标就想走出沙漠，确实是不可能的。

他告诉他雇用的当地人："只要你白天休息，夜晚朝着北面那颗星走，把它当作你的目标就能走出沙漠。"这个名叫阿古特尔的当地人照着去做了，三天之后果然来到了大漠的边缘。阿古特尔因此成为比塞尔的开拓者，他的铜像今天还矗立在当地。

阿古特尔按照指导，以北面那颗星为前进方向，最终成为比塞尔的开拓者。其实，这正说明了目标的重要性。目标让我们知道要往哪里去，去追求些什么。否则，就会迷失方向，如同一个人迷失在茫茫的沙漠里。

很多人没有目标意识，抱着无所谓的态度去工作和生活。他们标榜努力工作，勤奋学习，但他们自己却不知道个人的目标，因而他们的行动大部分时候是盲目的，拖延成为他们最好的生活和工作方式。

一个心中有目标的人，是一个会高效执行的人；一个心中没有目标的人，只能是个拖沓的人。一个目标的树立会使人的天赋得到充分的发挥，使心中的激情与梦想喷薄而出，推动着自己马不停蹄地向成功迈进。而缺少目标的人大多数都只能漫无目的地四处游荡，做事拖沓低效，浪费了上天赋予的才华，最终一无所成。

目标是把痛苦转化为快乐的"炼金术"。没有目标的人生之路就像不知道终点的长途旅程，让人的内心充满了焦虑和煎熬，无法专注与高效地完成当下的任务。而如果明确了"旅途"的终点，就可以忍受达到目标之前的那段痛苦期，在困难面前保持斗志，直到战胜它，达到一个新的高点。在目标的带动下，四处游荡的痛苦变成了朝一个方向奔跑的快乐，把迷茫变成了清晰，把压力变为了动力，把拖沓变成了高效。

在行动前就应该限定目标，SMART 法则是最佳的选择。如果运用 SMART 法则来完成计划，科学执行的可能性就大大增加了。为制定科学合理的工作目标，我们介绍一下有关目标管理的SMART 法则，SMART 由五个英文字母构成。

1.S——Specific：目标要具体

"做一个勤奋学习的人"不是一个具体的目标。"学习更多管理知识"更具体一些，但是还是不够具体。"学习更多人力资源管理知识"又更具体了一些，但是还不够具体。怎样才具体，要加上第二点：M。

2.M——Measurable：目标要可衡量

目标要可衡量，往往需要有数字，把目标定量化。"读三本人力资源管理的经典著作"就更具体了，因为它有数字，可衡量。

3.A——Actionable：目标要化为行动

"做一个勤奋学习的人"不是行动，"读三本人力资源管理的经典著作"是行动。但是，实际上"读"还只能算是一个比较模糊的行动。怎样才算读？读了 10 页算不算读？匆匆翻了一遍算不算读？所以，还可以继续细化为更具体、更可衡量的行动，"读三本人力资源管理的经典著作，并就收获和体会写出三篇读书笔记"。

4.R——Realistic：目标要现实

如果你从来没有读过任何一本管理著作，或者从来没有写过任何一篇读书笔记，那么上面的目标对你不现实。如果你是个刚接触管理知识的基层领导，现实的目标应该是先读三篇人力资源管理的文章。

5.T——Time-limited：目标要有时间限制

多长时间内读完三本书？根据你的实际情况，可以是三个月，可以是六个月。因此，加上时间限制后，这个目标最后可能变成："在未来三个月内，读三本人力资源管理的经典著作（每月一本），并就收获和体会写出三篇读书笔记（每月一篇）。"

通过SMART法则制定具体的工作计划和目标，执行就有了明确的指向。执行过程有了目标的指引，就要下定决心，克服前进道路上的障碍和批评，不要受不利环境的影响，不要去考虑别人怎样想、怎样说、怎样做，要专心致志，不懈努力地达成目标。在正确的方向上不断努力，最后才能收获结果。

恰当而合理的时间预算

哈伯德先生在自己的著作中指出，善于为时间立预算、做规划，是管理时间的重要战略，是时间运筹的第一步。你应以明确的目标为轴心，对自己的一生做出规划并排出完成目标的期限。

时间是流动的，它从来不会为了某个人停下自己匆忙的脚步。因此，善于利用时间，做好时间预算，就成为衡量管理者工作水平高低的一把重要标尺。

首先，我们要知道何为时间预算。时间预算是研究社会群体和个人在特定周期内，用于不同目的的各种活动时间分配的一种方法。其内容包括以下几点。

（1）何人（或社会群体）从事何种活动（如吃饭、睡觉、工作、娱乐等）。

（2）何时从事该项活动。

（3）从事该项活动时间的长短。

（4）在一定时间周期内（如一天、一周、一个月）从事该项活动的频率和用于不同目的的时间分配。

（5）从事该项活动的时间顺序。

（6）在何处与何人从事该项活动。

时间预算首先要通过定量分析来揭示在一定时间总量中所从事的活动种类及各种活动的连贯性、协同性、普遍性和周期性；同时从质的方面反映个人或社会群体活动的内容、性质和特点。时间预算被广泛应用到城市规划、市政管理、生活方式、企业经营、工程建设等各个方面。进行时间预算多采用问卷法、访问法、观察法、日记法，以及历史比较法和国际比较法来搜集数据，并借助指标体系进行测定。

在平时的工作中，我们可以记工作日志，或将完成每件事花的时间记录下来。有的人工作起来似乎一天到晚都很忙，并且常常加班。避免加班的关键在于行程表的拟订。拟订周期行程表是件非常重要的事。尝试拟订行程表，能让自己的工作行程、同事的活动、上司的预定计划、公司的整体动向等事情一目了然。由于自己的工作并非完全孤立，所以必须将它定位在所属部门的目标、公司整体的目标乃至外界环境的变动上，才能保证计划的合理性。只要尝试拟订行程表，原本凌乱不堪的各种预定计划，就会显得条理井然起来。

如果能够拟订行程表，设定进修时间、休闲时间、与家人沟通的时间，自己和家人都将因此取得默契，步调一致。此外，通过与家人的沟通，你不但可以减轻日常生活的紧张压力，而且能够涌现新的活力。需要注意的是，先忧后乐乃是时间计划的基本原则。

把这种个人时间管理模式推荐给家人，可有效避免和家人发生冲突。让我们来看　看如何制定　个具体的周末假日行程表。

首先，所谓周末假日究竟是从什么时候开始，到什么时候结束呢？

一般的看法是从周六早上到周日晚间为止。不过如果想要利用周末假日，充分争取时间进行自我启发的话，这样看是不行的。所谓周末假日是从周五晚间到周一早上为止的时间。如此解释的话，就有将近三天的假期可资运用，无妨将它当作一个整体时段来加以掌握。倘若这种理念成立的话，周五晚间的度过方法就变得十分重要。

周六和周日，还是应该早起。如果失之严苛的话，恐有难以持续之虞，因此不妨稍微放松，比平日晚起一两个小时也没关系。尽可能和家人共用早餐为宜。

其次，要将周六、周日的上午定为主要进修时间，不足的部分排入周六、周日的晚间。周日晚间不排计划只管就寝，周一早上提早起床也就可以做到。

一般而言，周末假日要将工作暂且付诸脑后，好好地调剂身心才是提高工作效率的良方。不过，有件事情非常重要，就是必须为下周一开始的工作预做心理准备。如果等到下周一早上再来定下下周的进修行程表，事实上已经太迟了。本周日晚间才是思考并定下下周行程表的绝佳时机。

由此可知，恰当而合理地进行时间预算，不仅可以为自己赢得与家人在一起的快乐时光，更可以大大地提高我们的工作效率，从容应对一切。

"重要的少数"与"琐碎的多数"

"一分耕耘，一分收获。"一直以来，人们将其奉为圭臬。但很多人会遇到这种情况：为做成一件事，花费了几倍于别人的精力，结果却不尽如人意。"事倍功半"成为我们工作和生活的常态。

如何使耕耘能有收获甚至达到"事半功倍"，每个人都希望找到这样的高效秘诀。其实，高效能人士的确有个法宝，这就是"二八法则"。

　　1897年，意大利著名经济学家帕累托偶然发现了英国人的财富和收益模式，经过长期研究，最终发现了被后世所称道的著名的"二八法则"。帕累托研究发现，社会上的大部分财富被少数人占有了，而且这一部分人口占总人口的比例与这些人所拥有的财富数量，具有极不平衡的关系。

　　长期研究后，他从大量的具体事实中归纳出一个简单却让人不可思议的结论：社会上20%的人占有了社会80%的财富。

　　后来，研究"二八法则"的专家理查德·科克在工作实践中发现：凡是洞悉了"二八法则"的人，都会从中受益匪浅，有的甚至会因此改变命运。的确，如果你真正理解并正确运用了"二八法则"，那成功离你并不遥远，触手可及的感觉总会让人具有奋斗的不竭动力。

　　人们常习惯性地认为：顾客都是上帝，要一视同仁；每一个人都是一颗不可或缺的螺丝钉，发挥着同样的价值作用……但当我们在所有的事物上花费等量的精力时，往往会发现，投入与产出等比的情况并不总会出现，并且大多数时候的结果是"事倍功半"。"二八法则"提醒我们要对那些客观存在的不平衡现象给予足够重视，提醒我们应该打破那些束缚我们的常规认识，从而提高生活和工作效率。

因与果、投入与产出或努力与报酬之间的关系，往往是不平衡的，这是"二八法则"带给我们的启示。"二八法则"要求人们放弃那些"表现一般或不好"的、只能带来20％产出的80％的投入。我们身边的高效能人士都是懂得运用"二八法则"的高手。

查尔斯是纽约一家电气分公司的经理。他每天都疲于应付成百份的文件，这还不包括临时得到的诸如海外传真送来的最新商业信息。每天一出电梯，走进办公大楼的时候，他就开始被等在电梯口的职员团团围住，等他走进自己的办公室，已是满头大汗。他经常抱怨说自己要再多一双手、再有一个脑袋就好了。查尔斯看似每天十分忙碌，但是大部分时间都浪费在了一些不必要的签字上了。各部门的职能与权力分配却不十分清晰。

查尔斯有一天终于忍受不住了，他突然醒悟过来了，他把所有的人关在电梯外面和自己的办公室外面，把所有无意义的文件抛出窗外。他让他的属下自己拿主意，不要来烦自己。他给自己的秘书做了硬性规定，所有递交上来的报告必须筛选后再送交，不能超过十份。刚开始，秘书和所有的属下都不习惯。他们已养成了奉命行事的习惯，而今却要自己对许多事拿主意，他们真的有点不知所措。但这种情况没有持续多久，公司开始有条不紊地运转起来，属下的决定是那样的及时和准确无误，公司没有出现差错。相反的，经常性的加班现在却取消了，只因为工作效率因真正各司其职而大幅度提高了。查尔斯有了读小说的时间、看报的时间、喝咖啡的时间、进健身房的时间，他感到惬意极了。他现在才

174　　■ 脑力赋能 ■
拿来即用的高效用脑秘籍

真正体会到自己是公司的经理，而不是凡事包揽的"老妈子"。

查尔斯作为管理者，每天总是"忙碌"，每天80%的时间"浪费在了一些不必要的签字上"，当他转变工作方式后，将"无意义的文件抛出了窗外"，将绝大部分精力花在了"不超过十份"的文件上，结果是：他的工作效率大大提高了。这就是"二八法则"的神奇力量。

"二八法则"要求分清"重要的少数"还是"琐碎的多数"，不要沉浸在忙碌中，时间是一种资源，应该将精力集中解决"重要的少数"。"二八法则"是一项对提高人类效率影响深远的法则，被称为指导职业获利和人生幸福的"圣经"，适用于任何渴望提高工作效率、创造最高财富利润的个人。

如果想取得人生的辉煌和事业的成就，就必须遵守"二八法则"。

（1）抓住重点，而非全程参与。

（2）学会用最少的努力去控制生活。

（3）选择性地寻找，不要巨细无遗地观察。

（4）做一件事情就要做好，不要事事都追求有好表现。

（5）让别人来负责一些事务，不必事必躬亲。

（6）只做最能胜任的、最能从中得到乐趣的事。

（7）锁定少数，不必苦苦追求所有机会。

可见，"二八法则"不仅反映了宇宙中客观存在的不平衡性，更浓缩了一种时间管理智慧。相信所有人都不愿沦落为"老妈子"的角色，都希望能够从容地做好自己的工作，"二八法则"为所有人提供了这样的捷径。

充分利用好你的大脑最佳时间

知道该什么时间做什么事情最合适，懂得把时间花费在最有价值的地方。正确地管理时间就是对自己生命的负责。生命有限，时间无限。如何在有限的生命中创造无限的价值，关键取决于如何充分地利用好每一份最佳时间。

人们常常抱怨生活的不公平，其实，我们没有看到一点：生活对每一个人都是公平的。伟大的赫胥黎说：时间最不偏私，给任何人的都是 24 小时；时间也最偏私，给任何人的都不是 24 小时。不同的是，当最佳的时间出现的时候，有些人懂得抓住并很好地利用，有些人却茫然不知，沉迷于一时的欢乐与游戏之中。

懂得充分利用最佳时间，无论早、中、午、晚，都能恰当地安排好待办的事情，让时间在自己的手里发挥出最大价值，成功就变得不再那么困难。

贝格特是一家保险公司的人寿保险业务员。半年以前，全公司里他一直是最大保险销售额的业务员之一。但在过去的半年当中，贝格特变得有些懒散了，开始不太愿意工作，他打破自己的惯例，把最佳的工作时间，用在读报、打网球或者随便做些别的

■ 脑力赋能 ■
拿来即用的高效用脑秘籍

事上，因此他个人的业绩大大降低了。

后来，为了提高业绩，经过反思，他开始制定出一份工作时间表。贝格特发现，只用3～5分钟，就能够确认要把自己最宝贵的时间用于何处，这就大大提高了自己的工作效率。贝格特认识到了所浪费掉的时间的价值，他开始改变了此前的做法。每天都花上几分钟，对自己做一个利用时间的表格分析，以使自己重新有效地掌握时间，充分地安排并利用好各个时间段的最佳时间。这样，不仅工作业绩上升了，连个人娱乐休闲的时间也有了。

汉克斯是一名年轻的销售员。为了在工作上有所成就，以确认他应当把时间花在何处，他来到图书馆，阅读许多有关销售人员的资料。他发现，新业务员必须用75%的时间去了解情况，或寻找客户；8%的时间应当用来准备磨炼销售技能、才干及产品知识，以便能提出一份最佳的产品介绍；剩下的时间就花费在接近可能的客户上。你必须抓住时机，使这个客户做出决定，直到你拿到签了字的订货单为止。汉克斯按着这种思路，分配着这三段最佳工作时间，工作成绩进步很快，得到了上级主管的表扬。

"盛年不重来，一日难再晨。及时当自勉，岁月不待人。"这是五柳先生的劝勉之语。在自己年轻之时，充分利用好工作、生活的最佳时间，就会取得自己想要的成功。就如贝格特和汉克斯一样，准确抓住最佳时间，并合理地用在工作、寻找客户或者磨炼技能上，就能在同别人一样的时间里，创造不一样的价值。

我们都知道：世界上最快而又最慢，最长而又最短，最平凡而又最珍贵，最容易被人忽视而又最令人后悔的就是时间。不要在错过流星的时候再错过太阳。要及时地抓住属于自己的每一分每一秒，做到"时间"有所值。

这里，我们提供几个可供参考的最佳时间利用办法。

（1）把该做的事依重要性进行排列。这件工作，可以在周末前一天晚上就安排妥当。

（2）每天早晨比规定时间早十五分钟或半个小时开始工作。这样，就可以有时间在全天工作正式开始前，好好计划一下。

（3）把最困难的事搁在工作效率最高的时候做，例行公事，应在精神较差的时候处理。

（4）不要让闲聊浪费你的时间，让那些上班时间找你东拉西扯的人知道，你很愿意和他们聊天，但应在下班以后。

（5）利用空闲时间：它们应被用来处理例行工作，假如那位访问者失约了，也不要呆坐在那里等下一位，你可以顺手找些工作来做。

（6）晚上看报：除了业务上的需要外，尽可能在晚上看报，而将白天的宝贵时光，用在读信、看文件或思考业务状况上，这将使你每天工作更加顺利。

（7）开会时间最好选择在午餐或下班以前，这样你将会发现在这段时间每个人都会很快地做出决定。

时间待人是平等的，但是每个人对待它的态度的不同，就造成了时间在每个人手里的价值的不同。高效的管理时间，充分利用最佳时间，当年老蓦然回首的那一刻，就不会因蹉跎光阴而悔恨不已了。

用好神奇的 3 小时

汤米睁开了眼睛，才不过清晨 5 点钟，他便已精神饱满，充满干劲。然而，他的太太却把被子拉高，将面孔埋在枕头底下。

汤米说："过去 15 年来，我们俩几乎没有同时起床过。"

汤米是个上午型的人，15 年来，每天坚持比太太早起 3 个小时。起床后，他可以从容地刷牙、洗脸，简单地活动一下身体，然后，为妻子煮上美味的早餐。剩下的一个多小时，就用来整理当天即将开始的工作，提前做好周密和较为详细的准备。等到妻子醒来的时候，两个人快乐地共进早餐。15 年来，从不间断，两个人生活得十分幸福，汤米个人的事业也是蒸蒸日上。

每天早起的 3 个小时，可以想象，汤米完成了多少有价值的事情。其实，汤米并非超常的人，只是他懂得用好那"神奇的 3 小时"而已。

"神奇的 3 小时"是由著名时间管理大师哈林·史密斯提出的。他鼓励人们自觉地早睡早起，每天早上 5 点起床，这样可以比别人更早展开新的一天，在时间上就能跑到别人的前面。利用每天早上 5～8 点的这"神奇的 3 小时",我们可不受任何干扰地做一些自己想做的事,就像汤米那样。

其实,提倡每天用好神奇的 3 小时,并非毫无根据的,而是经过科学证明的。

20 世纪 50 年代后期,医生兼生物学家赫森提出了一项称为"时间生物学"的理论。他在哈佛大学实验室中研究发现,某些血细胞的数目并非整天一样,视它们从体内产生的时间不同而定,但这些变化是可以预测的。细胞的数目会在一天中的某个时间段比较高,而在 12 小时之后则比较低。他还发现心脏新陈代谢率和体温等也有同样的规律。

赫森的解释是,我们体内的各个系统并非永远稳定而无变化地操作,而是有大约一个周期。有时会加速,有时会减慢。赫森把这些身体节奏称为"生理节奏"。

时间生物学的主要研究工作,现在全部由美国太空总署主持。罗杰斯就是该署的一位研究生理学家,也是一位生理节奏学权威。他指出,在大多数太空穿梭飞行中,制定太空人的工作程序表时都应用了生理节奏的原理。

这项太空时代的研究工作有许多成果可以在地球上采用。例如,时间生物学家可以告诉你,什么时候进食可以使体重不增反减,一天中哪段时间你最有能力应付最艰苦的挑战,什么时候你忍受疼痛的能力最强而适宜去看牙医,什么时候做运动可以收到最大效果,等等。罗杰斯说:"人生效率的一项生物学法则是:要想事半功倍，必须将你的活动要求和你的生物能力配合。"

确实，要想做好自己的时间管理，必须了解我们自身的生理特点，掌握好自己的生理节奏，将我们的活动与生物能力相配合。每天早起 3 小时就是在与时间竞争，这是一种"勤能补拙"的笨鸟先飞精神的另一种运用。虽然自己不是笨鸟，但是先行一步，早做准备，定能收到事半功倍的效果。

要拥有美好生活，就需要更好地掌握自己的时间和身体，用好这每天的 3 小时，就能享受更轻松、更简单的工作和生活。

其实，仔细研究一下，除了哈林·史密斯所提到的"神奇的 3 小时"的好处之外，更有着以下诸多好处。

1. 获得内心的平静

已故诺贝尔和平奖得主特里萨修女曾说过，现代生活在都市的人最缺乏的、最渴望的就是"心灵的平静"。而早睡早起，利用早上"神奇的 3 小时"，想些问题、做些重要工作，往往可以捕捉到都市喧嚣忙乱背后的宁静时刻。

2. 规划一天工作

"一日之计在于晨。"清晨往往是人们精神最集中、思路最清晰、工作效率最高的时候。在这段时间里，绝对没有人或电话来骚扰你，你可以全心全意做一些平日可能要花上好几个小时才能完成的工作或事务，规划一下未来的工作，能够取得很好的成效。

3. 培养自律

养成早睡早起的习惯，可以使我们一天精力充沛、信心百倍。

同时，还可考验自己的自律精神，建立一个正面的"自我概念"。

4. 调息身心

当然早睡早起并不是苛刻地剥削我们的睡眠时间，正好相反，它只是将我们的睡眠及起床时间略微调整，而这正是高效率利用时间的要求。

试想，如果我们在晚上10点睡觉，早上5点起床的话，我们的睡眠时间仍然是7个小时。而一般人如果在午夜12点入睡，早上7点起床的话，他们的睡眠时间也同样是7个小时。所以，在此提倡早睡早起，运用好"神奇的3小时"，有策略性地将休息和工作的时间对调一下，生活可以同样美好。

盘活那些零碎时间

珍惜时间的人，无论何时，总是能从任何时刻挤出时间来。而这些挤出来的时间，就是我们常常忽略的零碎的时间。

所谓零碎时间，是指不构成连续的时间或一个事务与另一事务衔接时的空余时间。这样的时间往往被不少人毫不在乎地忽略掉。而高效能人士却善于将零碎的时间有机地运用起来，从而最大限度地提高工作效率。比如在车上时，在等待地铁时，可用于学习，用于思考，用于简短地计划下一个行动等等。充分利用零碎时间，短期内也许没有什么明显的感觉，但经年累月，将会有惊人的成效。

"世界上真不知有多少可以建功立业的人，只因为把难得的时间轻轻放过而默默无闻。"本杰明·富兰克林发出如此的感叹是有深刻原因的。实践证明，用"分"来计算时间的人，比用"时"来计算时间的人，时间多59倍。

美国近代诗人、小说家和出色的钢琴家艾里斯顿，他那善于利用零散时间的方法和体会值得我们借鉴。他曾这样写道：

"当时我大约只有14岁，年幼疏忽，对于爱德华先生那天告诉我的一个真理，未加注意，但后来回想起来真是至理名言，从那以后我就得到了不可限量的益处。

爱德华是我的钢琴教师。有一天，他给我教课的时候，忽然问我：'每天要练习多少时间钢琴？'我说大约每天三四小时。

'你每次练习，时间都很长吗？是不是有个把钟头的时间？'

'我想这样才好。'

'不，不要这样！'他说，'你将来长大以后，每天不会有长时间的空闲的。你可以养成习惯，一有空闲就几分钟几分钟地练习。比如在你上学以前，或在午饭以后，或在工作的休息余闲，五分钟、五分钟地去练习。把小的练习时间分散在一天里面，这样弹钢琴就成了你日常生活中的一部分了。'

当我在哥伦比亚大学教书的时候，我想兼职从事创作。可是上课、看卷子、开会等事情把我白天、晚上的时间完全占满了。差不多有两个年头我一字不曾动笔，我的借口是没有时间。后来才想起了爱德华先生告诉我的话。到了下一个星期，我就把他的话实践起来。只要有五分钟左右的空闲时间我就坐下来写作100字或短短的几行。

出人意料，在那个星期的最后，我竟积有相当的稿子准备做修改。

后来我用同样积少成多的方法，创作长篇小说。我的教学工作虽一天比一天繁重，但是每天仍有许多可以利用的短短余闲。我同时还练习钢琴。我慢慢发现，每天小小的间歇时间，足够我从事创作与弹琴两项工作。"

艾里斯顿的经历告诉我们，生活中有很多零散的时间是大可利用的。几分钟几分钟的积少成多的方法，就能化零为整，不仅工作效率大大提升，还能做好不少其他自己喜欢的事情，生活将会更加轻松。

零碎时间虽短，但倘若一日、一月、一年地不断积累起来，其总和将是相当可观的。凡是在事业上有所成就的人，几乎都是能有效地利用零碎时间的人。

吴华和朋友新开了一家公关咨询公司，一年接下约130个案子，她每年旅行各地，有很多时间是在飞机上度过的。她相信和客户维持良好的关系是很重要的。所以她常利用在飞机上的时间写短信给他们。一次，一位同机的旅客在等候提领行李时和她攀谈，他说："我在飞机上注意到你，在2小时48分钟里，你一直在写短信，我敢说你的老板一定以你为荣。"吴华平静地回答：

"我就是老板。"

要想成功，不仅要做事业上的老板，还要学会做时间的"老板"。闲暇对于智者来说是思考，对于享受者来说是养尊处优，对于愚者来说是虚度。要合理利用好琐碎时间，我们需要做好下面几点。

1. 提高执行速度

动作的快慢决定着需耗用的时间长短。

有这样一个故事，说的是一个闲着无事的老大爷，为了给远方的孙女寄张明信片，可以花上一天的时间。老大爷买明信片时用了两个小时，找老花镜用了两个小时，找地址用了一个小时，写明信片用了两个小时，投寄明信片用了一个小时。

其实，换一个动作迅捷的人，几分钟的时间他便能办好这位老大爷所做的事。

我们所强调的时间观念和节奏观念，都是为了提高办事效率，如果一个小时就把需要两个小时办的事情办完了，其效率就提高了一倍。将更多的事情安排在有限的时间里完成，这多么有意义！

2. 有意"挤"时间

时间在鲁迅先生的笔下比作海绵里的水，挤，便会有。做事情只有快，却不懂得"挤"时间，也是不完满的。一名高效能工作者要养成一种敢于挤、善于挤的精神。

3. 善于利用假日

按照中国的有关规定，每个人每年节假日的休息时间为

10 ～ 11 天，再加上周末的时间，一年就会 130 天左右的假期。如果你把这段时间巧妙地加以利用，也会有一定的收获。

著名数学家科尔用了 3 年内的全部星期天解开了 "$2^{62}-1$" 是质数还是合数的数学难题。这 3 年的星期天多么有意义啊！其实，时间就在我们手中，就是看你去怎样利用它。

"ABCD" 优先顺序

美国钢铁大王卡耐基曾经非常忙，总觉得时间不够用，为此，他十分忧虑。后来，他找到管理大师杜拉克请教解决的办法。

杜拉克思考了一下，说："这样吧，你每天上班的前 5 分钟，把你想做的事情写下来，标题叫'今日主要事项'，然后按照重要性顺序排列。所谓重要性是根据你对目标的理解来定，最重要的事情放在第一位，第二重要的事放在第二位，依次排列。然后你开始做第一件事，在完成第一件事之前，不再做其他任何事情，如果有一项工作要做一整天也没关系，只要它是最重要的工作，就坚持做下去。"请把这种方法作为每个工作日的习惯做法。你自己这样做之后，让你公司的员工也这样做。

卡耐基依照杜拉克的建议去做，每天如此，经过一段时间，他的工作安排得井井有条，而且效率极高。5 年后，他成为全美的钢铁大王。于是，他为杜拉克的 5 分钟建议签了一张 2.5 万美元的支票。

杜拉克的方法告诉我们，做任何事情都要有计划，分清轻重缓急，然后全力以赴地行动，这样才能成功。

在安排计划的优先顺序时，有一种简单的"ABCD法"非常实用。所谓"ABCD法"，是根据自己的目标，将计划中最为重要的事情归于A类，这类事情如果没有完成，后果非常严重；其次的事情归于B类，它们需要你去做，但如果没有完成，后果不会太严重；把那些做了更好、不做也行的事情，做或不做的都不会有任何不好的事情归于C类；把可以交给别人去完成，或完全可以取消、做不做没有差别的事情归为D类。

经这样的分类后，处理事情时，就免去考虑应该先做什么事情的时间。只要看一看计划表，就能够很快地知道自己该进行哪一项工作了。为了更加有效地进行工作，在A类的各项计划中，还可以再进行细分，用"A—1""A—2""A—3"等来标示其顺序。这样一来，即使在时间紧迫的情况下，你也可以很快找到自己应该着手进行的事项。

成功应用"ABCD"工作分类法的关键，是你必须要严格自律，每天一定将工作清单根据上述分类法加以清楚标示，接着从A—1工作开始做起，一次只专心做一件事。

100%完成A—1事项后，再依序完成其他事项，尽快授权或外包D类事项，可以取消的话就立刻取消。

俗话说：射人先射马，擒贼先擒王。掌握了"处理问题应当先抓住要点"的关键，养成用"ABCD"分类法做计划并切实执行的好习惯，会使你每天的工作生活变得有条理、有秩序，可以帮助你完全掌控时间，掌握工作的重点与节奏。

发挥强项优势

不少人觉得为了成功首先应该消除自己的劣势。他们把时间和精力用在学习别的东西、弥补劣势上。其实，这种做法极不明智，因为：首先，发展劣势而忽略了优势，那么你只能做一个平庸的人。其次，当你一直发挥自己的短处，那么你不可避免地会受挫。

无论是一个人，还是一家公司，总有比别人高明的地方，才能、经验和专有技术等，正如指纹一样，是独一无二的。优势也包含目标、愿望、榜样、规范和理想。它们无形中指引着人们向积极的方向发展。

每个企业都要在某个特定领域做出自己的成绩或贡献，这不仅仅是面临来自国内外的竞争压力。每个企业都应致力于拿出最好的成果。只要他们集中发挥优势和天分，就可以有所成就。

个人效率存在于对以下 3 个问题不偏不倚的回答。

（1）我比别人擅长做什么？

（2）哪些事我做起来得心应手？

（3）我的优势在哪里？

一个人的优势越突出，那么同时他的劣势也就越明显。从小到大我们学会了如何做自己不擅长或不乐意做的事。显然，做自己不擅长的事肯定不会有好结果，这是明摆着的事。

卓越的成绩通常是在人们出于本身的意愿而努力实现的，因为这样做自己心情舒畅，而且这时候很容易出成果。

显然大多数人只在少数几个领域卓尔不群，但他们每天不得不为很多纷繁复杂的事操心。着眼于为全局服务，部分牺牲个人优势的效用，也会促进合理高效地使用时间。

无论是个人还是企业，凭其优势取得的业绩越多，那么他们的效率和动力也越高。当然，距离成功也就越来越近。

勤于思考让你效率倍增

很多人每时每刻都在努力地工作，每时每刻都在紧张地学习，不讲效率埋头苦干，却不懂得花点时间来思考，这样时间花了不少，成果却不显著，一味地埋头苦干而不知思考只会让你陷入迷惘，使你看不清方向。

英国著名的物理学家，最早完成原子核裂变的科学家卢瑟福对思考极为推崇。

一天深夜，他偶然发现一位学生还在埋头实验，便好奇地问：

"上午你在干什么？"学生回答："在做实验。""下午呢？""做实验。"卢瑟福不禁皱起了眉头，继续追问："那晚上呢？""也在做实验。"卢瑟福大为光火，厉声斥责："你一天到晚都在做实验，什么时间用于思考呢？"

可见，抓紧时间工作固然重要，但是行动要受到思想的支配。有了正确的思想，才能走上正确的道路。给思考留些时间，对所要解决的问题首先进行全面彻底的分析，并制订出确实可行的计划，然后再付诸行动，才能使每一步行动都有目的、有意义。

每天拿出一定的时间思考问题，对每一个人都很重要。无论是早晨花几分钟时间思考，还是下午结束工作之前花时间思考，或者两者兼而有之，只有花时间思考才能给工作带来更高的效率。

对自己要做的每件事情需要多想想它的每个环节以及这件事情代表的问题，主动提供更多的参考意见和尽可能多的信息。要想比别人做得更好，勤于思考是最好的办法。

思考在现实生活中有着举足轻重的地位，它不是在浪费时间，而是在帮助我们赢得更多的时间，避免盲目的生活，所以我们必须三思而后行。

但思考必须是一种带有目的的思考，而且必须成为行动的前奏。在思考的过程中要注意集中精力和保持冷静，切忌浮躁与漫无边际的空想。

思考对工作生活如此重要，我们介绍以下几种思考方法。

1. 短时间思考法

把思考时间按照情况，限制在 5 ~ 10 分钟的范围内。在思考开始的时候，要排除一切杂念，让自己彻底冷静下来，然后在一两分钟之内迅速地确定目标，接下来用 2 ~ 4 分钟发挥思维，触及所有应该考虑的各个层面，最后再以 2 ~ 4 分钟来整理思绪，去芜存菁，并且得出结论。如此一来，由于整个过程步骤井然，反而有助于集中精力，想到最好的答案。

2. 卡片提示法

有些人不习惯单纯思考，或者至少要看着和工作有关的图像、书籍、资料才能思考。像这样的人，可以把一些重要的信息写在一张卡片或是便利贴上，以便随时要思考时可以拿出来看，提示自己，帮自己进入状态。

3. 联想构思法

你也可以用联想的方式来帮助构思。规划是把所有想到的想法或意念都写在一张纸上，这有一点像独自在玩脑力激荡一样，等到想法累积到一定的程度再加以整理、调整。最后下笔时就如行云流水，思路畅行无阻了。

如果你过于忙碌地工作而没有时间去思考你所做的事，那么你将无法充分施展你的才能。减少工作量，留出一定的思考时间来反省已做过的事情，如"这有什么意义？""怎样做才能更好？"同时还让你有时间思考是否有其他的方式，以及如何增加配合的紧密度，等等，也许会收到许多意想不到的效果。

集中精力在重要问题上

善于运用重点思维，是那些做事目的性强的人的一项重要的思考习惯，可以提高个人的执行效率。因为一个人如果不懂得重点思维，就等于毫无主攻目标。我们要提高自己做事的目的性，就要养成思维的正确方法。正确的思维方法包含了两项基础：第一，必须把事实和纯粹的资料分开。第二，事实必须分成两种：重要的和不重要的，或有关系和没有关系的。

在达到你的主要目标的过程中，你所能使用的所有事实都是重要而有密切关系的；而那些不重要的则往往对整件事情的发展影响不大。某些人忽视这种现象：机会与能力相差无几的人所做出的成就大不一样。

柯尔森就是一个具有重点思维习惯的人。他出身于公务员家庭，就读于瑞典斯德哥尔摩经济学院，在校期间，学校的各种社交聚会都由他组织包办。他1968年毕业后，进温雷索尔旅游公司从事市场调研工作。3年以后，北欧航联出资买下了这家公司。柯尔森先后担任了市场调研部主管和公司部经理。他很快就熟悉了各项业务，并且把握并解决了经营中的主要问题。到了1978年，这家中等规模的导游机构就已发展成瑞典第一流的旅游公司。

柯尔森的经营才华得到了北欧航联的高度重视，他们决定对柯尔森进一步委以重任。航联下属的瑞典国内民航公司购置了一批喷气式客机，由于经营不善，到最后甚至无力付清购机款项。1978年柯尔森调任该公司的总经理，担任新职的柯尔森，充分发挥了擅长重点思维的才干，他上任不久，就抓住了公司经营中的问题的症结：国内民航公司所订的收费标准不合理，早晚高峰时间的票价和中午空闲时间的票价一样。柯尔森将正午班机的票价削减一半以上，以吸引去瑞典湖区、山区的滑雪者和登山野营者。此举吸引了大量旅客，载客量猛增。柯尔森主管后的第一年，国内民航公司即转亏为盈，获得了相当丰厚的利润。

柯尔森正是由于不断地思考，才为成功打下了基础。他认为，如果停止使用那些大而无用的飞机，公司的客运量还会有进一步的增长。一般旅客都希望乘坐直达班机，但这样庞大的"空中巴士"显然无法满足他们的这一愿望，DC—9客机虽然座位较少，但如果让它们从斯堪的纳维亚的城市直飞伦敦或巴黎就能赚钱。但是原来的安排是，DC—9客机一般到了哥本哈根客运中心就停飞，硬是要旅客去转乘巨型"空中客车"。柯尔森把这些"空中客车"撤出航线，仅供包租之用，开辟了奥斯陆—巴黎之类的直达航线。

与此同时，柯尔森的另一举措也充分显示了他的重点思维能力，这就是"修旧如新"。

市场上的那些新型飞机，引不起柯尔森的兴趣，他说，就乘客的舒适程度而言，从DC—3客机问世之日起，客机在这方面并无多大的改进，他敦促客机制造厂改革机舱的布局，腾出地方来加宽过道，使旅客可能随身携带更多的小件行李。柯尔森不会想不到，他手下的飞机已使用达 14 年之久，但是他声称，秘诀在于让旅客觉得客机是新的。北欧航联拿出 1500 万美元（约为购买一架新 DC—9 客机所需要费用的 65%）来给客机整容翻新，更换内部设施，让班机服务人员换上时髦新装。公司的 DC—9 客机队将继续使用到 1990 年左右。靠那些焕然一新的 DC—9 客机，招徕越来越多的商业旅客。

柯尔森把整个公司划分为许多规模不等的"利润包干中心"，规模大的涉及整个民航客运部门，规模小的仅限于斯德哥尔摩—伦敦一条航线。眼下，主管一条线的经理是个有职有权的独立经营者，可以自由决定往返于两大城市之间的班机的时间和航次。

柯尔森鼓励经理们：如果能揽到一笔赚钱的好交易，跨出北欧航联的圈子也行。譬如，欧洲民航营业部最近绕过公司总部，自行将几架福克涡轮飞机租了出去。而技术部不仅完成了分内的工作，也开始外出寻找业务对象。部门层次重叠、统计报表泛滥成灾的现象已经绝迹。

柯尔森是善于重点思维的典范。成功人士遇到重要的事情时，一定会仔细地考虑：应该把精力集中在哪一方面呢？怎么做才能使我们的人格、精力与体力不受到损害，又能获得最大的效益呢？

从重点问题突破，是做事目的性强的人的重要习惯，如果一个人不懂得重点思考，等于毫无主攻目标。

那些做事目的性强的人都已经培养出一种习惯，就是找出并设法控制那些最能影响他们工作的重要因素。这样一来，他们也许比起一般人来会工作得更为轻松愉快。由于他们已经懂得秘

■ 脑力赋能 ■
拿来即用的高效用脑秘籍

诀，知道如何从不重要的事中找出重要的事，这样，他们等于为自己的杠杆找到了一个恰当的支点，只要用小指头轻轻一拨，就能移动原先即使以整个身体和重量也无法移动的沉重的工作量。

一个人只有养成了重点思维的习惯，才能在实际中避免眉毛胡子一把抓，从而赢得时间上的高效率，获得经营上的成功和丰厚的利润，也才会在日后的工作中取得良好的成绩。

正确地做事和做正确的事

让我们先看一个故事。

这是约翰·米勒先生亲身经历的一件事，也许从这件事中你可以体会出"效能"的含义。

那是阳光明媚的一个中午，在明尼阿波利斯市区，米勒先生经过一家叫"石邸"的餐厅，想吃顿简单的午餐。

餐厅就餐的人非常多，赶时间的米勒先生，很庆幸找到了一张吧台旁边的凳子坐了下来。几分钟后，有位年轻人端了满满一托盘要送到厨房清洗的脏碟子，匆匆地从他的身边经过。年轻人用眼角余光注意到了米勒先生，于是停下来，回头说道，"先生，有人招呼您了吗？"

"还没有，"他说，"我赶时间，只是想来一份沙拉和两个面包圈。"

"我替您拿来，先生。您想喝点什么？"

"麻烦来杯健怡可乐。"

"对不起，我们只卖百事可乐，可以吗？"

"啊，那就不用了，谢谢。"米勒先生面带微笑，说道："请给我一杯水加一片柠檬。"

"好的，先生，马上就来。"他一溜烟不见了。

过了一会儿，他为米勒先生送来了沙拉、面包圈和水，留下米勒先生用餐。

又过了一会儿，年轻人突然为米勒先生送来了一听冰凉的健怡可乐。

米勒先生一阵高兴，却又有疑问："抱歉，我以为你们不卖健怡可乐。"他说。

"没错，先生，我们不卖。"

"那这是从哪儿来的？"

"街角杂货店，先生。"米勒先生惊讶极了。

"谁付的钱？"他问。

"是我，才2块钱而已。"

听到这里，米勒先生不禁为年轻人专业的服务所折服，他原本想说的是："你太棒了！"但实际却说："少来了，你忙得不可开交，哪有时间去买呢？"

面带笑容的年轻人，在米勒先生眼前似乎变得更高更大了。"不是我买的，先生。我请我的经理去买的！"

米勒先生被这位年轻人高效能的工作作风所感动了，他认为这个店员选用了"正确的方式"做了"正确的事"，于是米勒先生当时就决定：把这家伙挖过来，不管多费事！你明白了吗？"效能"就是指"用正确的方式做了正确的事"。"正确地做事"保证了做事的效率，"做正确的事"保证了将事做对，二者结合在一起，也就保证了我们说的"工作效能"。

"正确地做事"指的是方法问题。就像这个故事中的年轻人变通地"让经理替自己去杂货店买健怡可乐"这一做法就属于"正确地做事"。

他没有拘泥于传统的服务理念，而是以顾客的需求为重，努力找方法创造性地满足了顾客的需求。这种创造性思维和做法都是我们所提倡的。

要了解"做正确的事"的含义，就要先了解什么才是"正确的事"。

我们的生活、工作中有许许多多的事情需要去做，是否这些都是"正确的事"呢？不是的。比如，你在第二天有重要的工作要做，现在需要充分地休息，可这时接到一个朋友的电话邀请你去酒吧聊天。那么，"休息"就是"正确的事"，而"去酒吧聊天"就不是"正确的事"。

我们每天面对众多的事情，怎样才能区分哪些是需要做的"正确的事"呢？其实，按照轻重缓急的程度，我们遇到的事情可以分为以下四个象限，即重要且紧急的事，重要但不紧急的事，紧急但不重要的事，不紧急也不重要的事。

第一象限是重要且紧急的事。诸如应对难缠的客户、准时完成工作、住院开刀，等等。

第二象限是重要但不紧急的事。比如，长期的规划、问题的发掘与预防、参加培训、向上级提出问题处理的建议，等等。

第三象限是紧急但不重要的事。表面看似第一象限，因为迫切的呼声会让我们产生"这件事很重要"的错觉——实际上就算重要也是对别人而言。电话、会议、突来访客都属于这一类。我们花很多时间在这个里面打转，自以为是在第一象限，其实只是在第三象限徘徊。

第四象限属于不紧急也不重要的事。既然不重要也不紧急，那就不值得花时间在这个象限。

现在我们不妨回顾一下上周的生活与工作，你在哪个象限花的时间最多？请注意，在划分第一和第三象限时要特别小心，急迫的事很容易被误认为是重要的事。

其实二者的区别就在于这件事是否有助于完成某种重要的目标，如果答案是否定的，便应归入第三象限。

要学会把时间花在第二象限，做重要而不紧迫的事。那样才会减少重要的事进入第一象限，变得紧急。

在工作中，我们需要时刻提醒自己，怎样做才是创造最高工作效能的最佳方式？找到重要但不紧急的事，之后用上全部的智慧、最恰当的方法去做好它，你的工作就能够保持高效而平衡了。

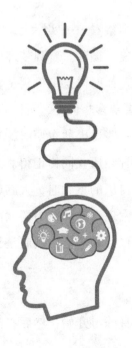

第八章

正念冥想调整大脑机能，
提高脑力灵敏度和活跃度

观照大脑对视觉信号的反应

1. 感知

陷入存在的意识中不能自拔。

2. 沉思

大脑是怎样工作的呢？我得细细察看……实际上，大脑的工作看起来简单且单调，不断地重复、循环。看到梦寐以求的东西时，我就拼命想要得到；然后，如愿以偿，得到了它并开始享用。回忆起整个过程，我会想要更多！但是，看到、听到、想到、摸到、尝到、嗅到或感觉到一些讨厌的东西时，我就不耐烦地摆脱掉，不想再次体验，这种经历我同样记得。当我得不到我想要的东西，或是无法摆脱讨厌的事物时，大脑就会做出反应，有时候甚至有点过激。我发现自己的行为要么出于贪婪、愤怒和迷茫，要么出于慷慨、仁慈和清醒。到底是什么决定了这样的差别？

3. 冥想

以3个回合的呼吸调息作为热身练习开始，然后将注意力集中于前额中心。在日常生活中，慢慢感受视线和事物之间的接触。尽量使专注力停留在大脑辨识对象前和对象接触的瞬间。

观照大脑对听觉信号的反应

1. 感知

愚蠢的人习惯于重蹈覆辙；智者的眼中不会两次看到同一件事物。

2. 沉思

有些欲望和选择来自我的遗传基因，过去的岁月中所积累起来的一点一滴决定了这一切。欲望和选择表现得跟本能一样，比如说，我天生就喜欢香甜的气味，讨厌粪臭味；喜欢鲜花，害怕蛇蚁。过去决定了我是这样的我，实际上也分毫不差地预测了未来。为什么不是此时此刻代替过去来决定我现在的反应呢？

3. 冥想

今天的修习中重新回到例常的专注力练习，首先是 3 个回合的呼吸调息，然后将注意力集中于前额中心。其他时间用来倾听，要格外注意耳朵听到声响时大脑所做出的反应。同样，辨别出耳朵的意识是一直存在还是在与声响接触的刹那被激活的。尽量使专注力停留在大脑辨识对象前和对象接触的瞬间。

观照大脑对触觉信号的反应

1. 感知
找一个片刻，彻底放飞自己的心情。

2. 沉思
我越来越怀疑曾经笃信的选择和判断。它们好像不太靠得住，有些只是道听途说，并没有经过检验我就信以为真了。不愿意去发掘真相，似乎害怕面对背后的事实。逐渐变成了一种迷信而非体悟。自我如同一个不停旋转的轮子，仅靠迷信怎么能够跳脱出来呢？只有亲自检验，眼见为实，并且在任何情况下都坚持这样的准则，有一天我才可能发现永恒存在于每一刻的实践中。到那时候，无须抓住、占有喜欢的事物，或是推开、摆脱讨厌的事物，我也可以从容自如地应对自己的情绪。把个人的想法和心绪抛诸脑后，像一个旁观者一样冷静地观照。如果能够成功地达到这个境界，那么将来不会从现在衍生出来，现在也不会受到过去的影响。过去、现在、将来彼此独立，互不干涉。只有此时此刻，在这伟大的片刻，一切光明磊落地袒露在我眼前。我是一个真正的胜利者吗？

3. 冥想
重新回到例常的专注力练习，以 3 个回合的呼吸调息开始，然后将注意力集中于前额中心。白天的时候，通过触摸事物来训练心神。注意大脑如何接受触觉信号，并观察不同的触摸所带来的各种感觉。在你体味触觉意识产生的具体细节时，审视心中是否有一个总体的意念在运行，是否每一个感觉自行升起、消失，如眼睛、鼻子、耳朵、舌头、肉体和大脑等感官产生相应的反应，并自动消失。尽量使专注力停留在大脑上辨识对象前和对象接触的瞬间。

观照大脑对嗅觉信号的反应

1. 感知

时间，不过是意识的错觉；只有眼前这个片刻——此时此刻才是亘古不变的。

2. 沉思

如果能够停留在感官意识触及事物的一刹那，既不激起喜爱之情，也不引起厌恶之情，那么也许我可以更好地看清楚那个瞬间，做出客观真实的判断。为此，我将借助于过去的记忆，巧妙地运用积累起来的经验和知识，慢慢去了解到底是什么在支持着我的生命。并且在某个时刻，于内心深处建立起自我。其实，这种自我虚无缥缈，并陷入在能量中心的练习中无法脱身。不曾拥有的东西，它垂涎三尺，奋力以求；纠缠不休的事物，它躲之唯恐不及，在不断地求索、推避过程中，内心进行着无数激烈的斗争。我为什么总是感到不满意，麻烦重重？无穷无尽的渴望和占有欲——这就是原因所在！

3. 冥想

重新回到例常的专注力练习，以 3 个回合的呼吸调息开始，然后将注意力集中于前额中心。白天的时候，不断地体验和感受嗅觉。注意鼻子嗅到气味时大脑所做出的反应，并仔细观察嗅觉意识是如何产生的。尽量使专注力停留在大脑辨识气味前和对象接触的瞬间。

观照大脑对味觉信号的反应

1. 感知

饿了就吃，累了就休息！就这样简单！

2. 沉思

我爱吃东西，可是又想要减肥，因此每次经过糕点店时，我就会不断地和自己抗争；我想要一个人陪伴在我身边，可是她不需要我，因此每次看到她的时候，我就感到非常沮丧失意。心中充满诸如此类的各种矛盾，在这种情况下，我仿佛失去了平衡，和自己争吵不休。所以，我怎么还能是一个整体呢？除非停留在大脑接触事物的瞬间，喜好、憎恨的感觉尚未插足的刹那，否则内在的矛盾斗争永远都不会停息。这似乎很复杂，如何做到这一点？实际上，非常简单，只要保持观照即可。但是，我能像一个旁观者那样冷静地观照吗？这里，正是冥想发挥作用的地方，教会我用一种辩证且根本的态度去观察事物。

3. 冥想

重新回到例常的专注力练习，以 3 个回合的呼吸调息开始，然后将注意力集中于前额中心。白天的时候，不断地体验和感受味觉。注意舌头尝到东西时大脑所做出的反应，并仔细观察味觉意识是如何产生的。尽量使专注力停留在大脑辨识味道前和对象接触的瞬间。

审视大脑运作的一般程序

1. 感知

真正的创造通常是不由自主地发生和进行的。

2. 沉思

既然自我并非存在于我的身体之内，那么它一定存在于大脑中。所以，我一直审视自己的大脑并发现了一些非常有趣的现象。当事物和某个感官发生接触时，该感官的意识随着接触而苏醒。就在我听见、看见、嗅到、摸到或是想起某事的刹那，不偏不倚，就是那一瞬间，感官意识随之产生。伴随着接触紧接着出现 3 种感觉：好（渴望）、坏（厌恶）、中立（冷漠）。很快这种感觉又被记忆取代，因为大脑必须要根据以往的经历和体验来进行辨识。

如果是初次体验，大脑会对之做出分类并储存起来以备将来之用。最后，在记忆中放飞想象的翅膀，思绪飘散开去，情感创造并构建出了各种念头和想法。因此，我的大脑由 4 个简单的方面组成，依次是最初的接触、感觉、记忆，最后是漫无目的的思绪。

3. 冥想

重新回到例常的专注力练习，以 3 个回合的呼吸调息开始，然后将注意力集中于前额中心。白天的时候，不断地体验和感受事物接触某个感官的那一瞬间的感觉。在这一瞬间，尚未出现任何知觉，记忆也还未做出辨识。尽量使专注力停留在大脑辨识对象前和事物接触的瞬间。

观照大脑记忆创造的画面

1. 感知

大脑变幻莫测，如魔术师之王。

2. 沉思

我坚持不懈地修习，突然有一天发生了一个有趣的插曲，非同寻常而且就此改变了我的命运。我发现：在大脑的某个角落里，思绪如鲜花相继盛开，一朵接着一朵。最初，思绪总是以单个形式出现，如独幕剧般形单影只，迅速发展为情节丰富的故事，最后成为一场电影，场面宏大。刚开始，可能只是一幅自己盘腿静想的画面，紧接着就是另外一个画面，可能是关于我某个朋友的。两幅画面似乎被时间的快马风驰电掣般牵拉着，迅速迁流错综交织到一起，仿佛是我在看着我的朋友。画面之后是记忆，记忆生出画面，而我则观察着记忆创造出的故事和场景，目不暇接。如此循环往复下去。思绪层出不穷，连绵不绝地流淌，我想知道：这就是我吗？我只是大脑记忆所创造出来的一系列画面？

3. 冥想

继续将专注力集中于脑海中的画面。当你全神贯注地审视时，不要试图去思考或是探究清楚背后的本真。相反，只要把画面放在脑海中即可，静静地关照，细细地体悟。

保持大脑的空明清澈

1. 感知

如迅急的风，转瞬即逝，变幻莫测，无影无踪。

2. 沉思

我永远无法抓住本真；每件事情都风驰电掣般地来去，没有自我的片刻中，我还切实地存在着吗？如果能够停留在某个片刻，我的心会发现世间万物的同一性和个体的神秘性，并就此经历一场深刻的转变吗？禅师就在身边指引着修习的方向，带领我领略此时此刻的美和永恒。我能够跟随他的指导吗？

3. 冥想

以 3 个回合的呼吸调息开始，然后把修习分成两部分进行。第 1 部分中，继续进行前额中心的专注力练习；第 2 部分中，沉浸于纯粹的感悟。这个时候，大脑清明且开朗，思想、情绪、感受等所有活动都进入其中，但是你不要做任何事情，只是在一旁观照，成为一个观察者。大脑就好像一面明亮的镜子折射出头脑的活动——思想经过，欲望、记忆、梦想、幻觉一一经过。同时大脑还是空明清澈的。

全心倾听世界

1. 感知

初春时节，郁金香花朵冲破冬雪的覆盖探出一角，好奇地打量着仍是银装素裹的大地。

2. 沉思

我的心正在融化，如冰雪消融，终于敞开了。我能够摆脱自我的喧嚣，全心倾听世界了！

3. 冥想

继续将修习分为两个部分进行，包括第 1 部分前额中心的专注力练习和第 2 部分的感悟练习。现在你正逐步精炼自己的感悟，不断地去伪存真，去粗存精，但是专注力仍然起到重要的辅助作用。感悟力的练习过程中，专注力对象就是那个片刻出现在意识中的任何事物。敞开大脑，让所有的东西都进来，不论好坏。不带任何判断，也没有责备或欲望。你能看出专注力和感悟之间的差别吗？专注力其实就是狭义上的大脑的活动，即将注意力持续集中于某一个固定的对象上。感悟则是通往大脑的一个开口。此时思想已经经过千锤百炼，被摩擦得雪亮，空明纯粹。所有的大脑活动都只会短暂地经过，如云来来去去，不作片刻的停留。你能看见思想，然而你不是思想；你能看见你的感觉，然而你不是你的感觉；你甚至能窥见理解者，然而理解者不是观照者。理解者不但看见而且明白所有的思想、情绪和感受。你能感觉到每一个思想经过时轻微的动作，每一个情绪波动的强烈程度。从接触的那个瞬间起就让接触通过并成为过去。

回顾专注力的练习

1.感知

到了最后一个步骤时，回头看第1步时会觉得豁然开朗；而在第1步遥望最后一步时，总是将信将疑。

2.沉思

为什么花如此多的时间和精力将注意力集中于呼吸上呢？为什么不在一开始就从大脑的这个开口——对感悟力的专注练习开始呢？

3.冥想

人总是先学会走路才能学会跑。专注力练习中，有时候意念还是会发生必要的变动的；但是在觉知练习和感悟练习之前，专注力应始终是修习的焦点。在此之前，专注力集中的对象只有一个，即你必须持续不断地去感受自己的呼吸。呼吸作为专注力集中对象是很独特的。因为在有限几个可以帮助你训练专注力的事物中，呼吸是唯一一个能够促进修习的进展的。如果专注力没有训练到相当精炼的程度，那么后来的觉知练习以及现在的感悟练习都无法进一步深入，只能浅尝辄止，很难到达最终的自由。专注力练习和觉知练习可为后来的感悟练习铺好道路，只有经历了前面这两个阶段大脑才能训练有素，在感悟练习中顺应修习的要求，达到如明镜般纯粹的空明。修习中，你会发现实际上根本没有什么明镜，只有各种幻觉、思想、欲望等大脑的活动来来去去。继续将修习划分为两个部分进行。做感悟练习的同时仍然要进行专注力练习。

让大脑活动保持适度

1.感知
它介于自我和非自我两者之间。

2.沉思
我的大脑必须思考，不是吗？毋庸置疑！进行思维活动是大脑的本能，也是它的职责。因此，感悟练习中涉及平衡度的问题，即让大脑的活动内容保持恰到好处的适度。

3. 冥想

日常生活需要思考，你得对事情进行计划、安排，使之有条不紊。但是，现阶段的修习中，没有了你的言语和思考，已经逐渐由激烈趋于平和，不再心浮气躁，而是静如止水。这样一来，你怎样才能把事情安排妥当呢？日常的普通生活很少需要瞻前顾后的思量，比如行走或骑自行车时，看到身边的事物等，但是注意力不会长久停留于某一处。一如从前，保持心无旁骛的专注状态，深化你的感悟力。修习仍是分成两个部分进行。

图书在版编目 (CIP) 数据

脑力赋能：拿来即用的高效用脑秘籍 / 李猛著 . --
北京：中国华侨出版社，2021.5（2021.9 重印）

ISBN 978-7-5113-8021-0

Ⅰ . ①脑… Ⅱ . ①李… Ⅲ . ①大脑 – 机能 – 普及读物
Ⅳ . ① R338.2–49

中国版本图书馆 CIP 数据核字（2021）第 030573 号

脑力赋能：拿来即用的高效用脑秘籍

著　　者：李　猛

责任编辑：高文喆

封面设计：冬　凡

文字编辑：胡宝林

美术编辑：吴秀侠

经　　销：新华书店

开　　本：880mm×1230mm　　1/32　　印张：7　　字数：160 千字

印　　刷：三河市华成印务有限公司

版　　次：2021 年 5 月第 1 版　　2021 年 9 月第 2 次印刷

书　　号：ISBN 978-7-5113-8021-0

定　　价：38.00 元

中国华侨出版社　北京市朝阳区西坝河东里 77 号楼底商 5 号　邮编：100028

法律顾问：陈鹰律师事务所

发 行 部：（010）88893001　　　　传　　真：（010）62707370

网　　址：www.oveaschin.com　　　E - m a i l：oveaschin@sina.com

如果发现印装质量问题，影响阅读，请与印刷厂联系调换。